図解 M-Test

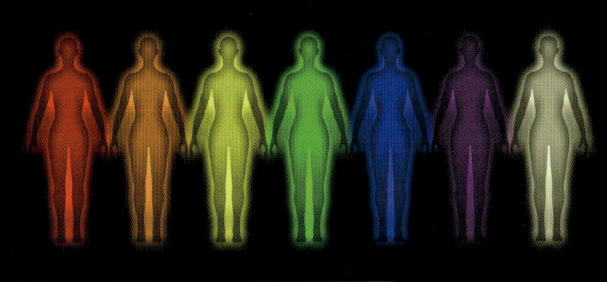

監修
向野義人

執筆
松本美由季　山下なぎさ　竹藤宏樹
本田達朗　沢崎健太
宮崎彰吾　久保田正樹

監修・執筆者一覧

● 監　修／

| 向野　義人 | （むかいの　よしと） | 福岡大学　名誉教授 |

● 執　筆（執筆順）／

松本美由季	（まつもと　みゆき）	昭和大学医学部リハビリテーション科，同・麻酔科　兼任講師
山下なぎさ	（やました　なぎさ）	ロータスウェルネス鍼灸院
竹藤　宏樹	（たけふじ　ひろき）	ケア・ワークモデル研究会
本田　達朗	（ほんだ　たつろう）	鈴鹿医療科学大学保健衛生学部鍼灸サイエンス学科　准教授
沢崎　健太	（さわざき　けんた）	常葉大学健康プロデュース学部健康鍼灸学科　准教授
宮崎　彰吾	（みやざき　しょうご）	帝京平成大学 ヒューマンケア学部鍼灸学科，同・大学院健康科学研究科　准教授
久保田正樹	（くぼた　まさき）	福岡大学病院東洋医学診療部　助教

This book was originally published in Japanese under the title of :

ZUKAI M-Tesuto
(Illustrated manual of M-Test)

General editor :

MUKAINO, Yoshito, MD, PhD
　Professor Emeritus of Fukuoka University

© 2012 1st ed.

ISHIYAKU PUBLISHERS, INC.
　7-10, Honkomagome 1 chome, Bunkyo-ku,
　Tokyo 113-8612, Japan

はじめに

　M-Test（経絡テスト）は1992年の誕生以来，やがて20年が経過する．経絡テストをM-Testと，呼称を改めた経緯については第1章に譲るとして，この診断・治療法を初めて学会で発表したのは1995年，ユニバシアード福岡大会に併設して開かれた大学スポーツ研究会議においてである．最初の著書『経絡テスト』が上梓されたのは1999年6月である．期を同じくして第48回全日本鍼灸学会学術大会が開催され，「経絡テスト」について講演する機会をいただいた．会場に持ち込まれた50冊は講演終了後，ただちに完売し，身体の動きに伴う症状を指標にした診断と治療という発想は斬新な方法論として受け入れられたと確信した．

　その後，この方法に関して，次々と4冊が出版されたが，初期の著書である『経絡テスト』は約8000冊，『経絡テストによる診断と鍼治療』は約4000冊と，この種の本としてはかなりの販売実績がある．この傾向は海外でも同様で，2008年11月サンディエゴでのPacific symposiumにおけるM-Testセミナー当日に出版された『Sports Acupuncture−The Meridian Test and its application−』は，出版社が準備した80冊すべてがその日のうちに売り切れ，購入できなかった人々は予約注文へと殺到した．

　なぜ，身体の動きに伴う症状を指標にした診断と治療という方法が注目を浴びたのであろうか．それは次のようなことを皆さんが感じ取ったからだろうと思う．ひとつには経絡概念と身体の動きをリンクした，動きを用いての診断や治療および効果の評価は非常に簡単で，誰にでも容易に応用できる．また，誰が行っても比較的再現性が高いことから，情報を共有しやすい．しかも，病態の把握や治療効果は的確かつ迅速である．加えて，M-Testで用いられる動きは，西洋医学で行われる理学検査法にも似ていることから医療関係者にも理解しやすい．さらには，患者が自身の状態の変化を体感できるなどの特徴がある，という理由からであろう．

　このような特徴は医療の中でどのようなことを可能とするのであろうか．経験した症例を示しながらその可能性を探ってみよう．ある秋に3人の女性が受診した．ひとりは35歳・肩痛，もうひとりは54歳・めまい，残りひとりは65歳・肘周辺の痛みとしびれ，であった．西洋医学では3例それぞれが異なった病気とみなされ，それぞれに対する検査と治療が行われる．一方，M-Testからみると，それぞれの症状を誘発する動きは右肩の伸展，頸の後屈，右上肢の回内で，これらはいずれも上肢前面を伸展する動作で症状が誘発される．このことから，同じ病態に基づくと判断され，同じ治療が選択される．

　上肢前面の動きは，肺経（LU）・大腸経（LI）を伸展させる動きであり，これらの経絡の異常と判断される．3人の症状はいずれも多量の栗むき後に発症していた．包丁での栗むき作業では母指と示指に力を入れるので，これらの指に分布する肺経（LU）・大腸経（LI）に沿って動きの異常が発生し，症状が発現したと考えられる．3症例とも，肺経・大腸経への治療を1ないし2回行ったことで軽快した．

　このように，M-Testは西洋医学とは異なる座標軸を有することで，西洋医学で見えていない病気の側面をみることができるとともに，治療プロセスからなぜ症状が発現したのかのストーリーを組み立てることができる．

　次のような器質的疾患にも有用である．64歳の男性プロゴルファーは8年前からスイング動作で右下肢全体に痛みとしびれが出現し，徐々に悪化して7年前からゴルフができなくなった．MRI検査を繰り返し受けたが，腰部脊柱管狭窄症との診断のままであり，有効な治療もなくドクターショッピングを繰り返していた．M-Testでは左下肢前面を伸展する動きで右下肢全体にしびれと痛みが誘発され，左下肢前面の異常と判断された．

M-Testによる診断に基づき，治療は本人の訴える症状とは反対側の左下肢前面異常に対して行われた．その結果，初回治療の翌日にはゴルフコースを回ることができた．2度目の治療以後フルスイングできるようになり，ドライバーの飛距離が以前より50ヤード遠くへ飛ぶようになり，3回目で治療を終了した．つまり，器質的疾患があると判断された場合でも，M-Testを用いて症状の原因となっている身体の動きの異常を見つけ出し，その異常を修復することで，快適な日常生活を保障できる．

　栗むきやプロゴルファーの症例で示されたように，M-Testという西洋医学とは異なる物差しを用いることで，現に患者が困っている病気（患者の病気）をまるごと尊重する（NBM）ことが可能となる．また同時に，医者からみたデータに基づく判断（医者の病気，EBM）とすり合わせることで，患者の新たな臨床像を浮上させることができる．また，M-Testの基本動作は日常生活動作（ADL）に相当すること，およびストレッチの動きでもあるという特徴を有する．このことは，日常生活の過負荷で引き起こされたさまざまな症状に対してストレッチを応用することで日々の養生ができることを意味している．つまり，M-Testで治未病を実現できる可能性があると考えられる．

　EBMとNBMを融合でき，治未病を実現できる可能性を秘めたM-Testの特徴は近代医学ではまだ実現していないアプローチに基づく医療の実現を可能とするであろう．M-Testで展開できる医療はノーマンカズンズの言う「患者の側の医学」と軌を一にし，近代医学の壁を打ち破れる手掛かりを与えてくれると考えている．

　なぜ，このような発想ができたのであろうか．
　1989年，福岡大学体育学部（現スポーツ科学部）に新設される大学院のスポーツ医学部門の責任者に就任してほしいと，当時の学部長進藤宗洋先生にお誘いを受けていなかったら，M-Testは生まれなかったに違いない．もしも，医学部に在籍のまま内科医として働き続けていたら，M-Testが誕生することは不可能であったと思う．所属学部を移動したことで，体育館に併設されている診療室で多くのスポーツ選手の鍼治療に携わるようになった．このことが，筆者に貴重なヒントを与えてくれた．就任して間もないころ診察した，19歳の女子バレーボール選手の治療がM-Test誕生を導いてくれたと言っても過言ではない．

　彼女はスパイク時の肩痛を訴えて来診したが，肩には異常がなかった．数日前の練習中に転倒して，膝や足首の外側に軽い打撲を受けており，そこに刺鍼したところスパイク時の肩痛が即座に取れた．圧痛部位が胆経（GB）の陽陵泉（GB36）と丘墟（GB40）に相当したことから，次のような仮説を立てた．

① 局所のわずかな異常でもからだの動きの連鎖に影響し，動きに伴う症状の原因となる．
② 経絡・経穴を応用すると，からだの動きに伴う症状を指標とした診断・治療法を開発できる．

　この仮説に基づいて他の例を観察しているうちに，ある時，"目から鱗がおちる"ように，経絡と，姿勢やからだの動きをリンクすることで，動きに伴う身体症状を指標とした診断および治療ができることに気づいた．

　このような着想のもと，さまざまな角度から検討を繰り返してM-Testは誕生した．M-Testは東アジアの知恵である経験的な経絡の発想に，スポーツ科学・西洋医学の実証的・知的枠組みを融合させたハイブリッドの診断・治療法であり，応用できる領域は広い．なぜなら，運動器疾患ばかりでなく，あらゆる疾患に身体の動きの異常が関与していることを多くの症例で確認できるからである．身体の動きの異常の修復はそれらの疾患の改善につながっており，ヒトの動きを用いた分析と治療の体系化は病気の治療や健康づくりのためのセルフケア，さらには障害予防や競技力向上などにいたるまで，幅広い領域で有用となる新たな方法論の構築につながるものと期待できる．

これまで，海外を含め非常に多くの講演や講習会に招かれてきた．講演や講習会では，多くの質問が出され，なかには思いがけない質問もあった．たとえば，"あなたのお父さんはどんな人だったのか"，"どんな経験を積むことでこんな発想ができたのか"，"医師のあなたが，なぜ鍼灸に取り組んだのか"，"既存の鍼灸とどこが違うのか"等々．

　多岐にわたる質問を整理していく過程で，M-Testをもっと広めるためにはM-Testをもっと分かりやすく解説した上で，基本となる内容を具体的に理解してもらうためのQ＆Aを備えた本を出版することが必要とされているとの思いを持った．この出版の原動力となったのは，この思いを共有したM-Testインストラクター7人衆（久保田，沢崎，竹藤，本田，松本，宮崎，山下）の存在である．彼らの貢献なしにはこの出版は実現しなかった．共著者に心からの賛辞を贈りたい．特に，編集を担当した浜松大学の沢崎健太博士に深甚なる感謝を捧げたい．

2012年1月17日
向　野　義　人

目　次

はじめに …………………………………………………………………………………… iii

第 1 章　M-Test の基本

1. M-Test とは …………………………………………………………………………… 1

　　1) M-Test の考案とその経緯　　1　　　2) M-Test の特徴について　　1
　　3) 鍼治療の標準化と M-Test　　2　　　4) M-Test で用いる刺激とその特徴　　3
　　5) M-Test に用いる軽い刺激と皮膚の科学　　4

2. M-Test の応用とこれからの展望 …………………………………………………… 5

　　1) ケア領域への応用　　5　　　2) M-Test のこれからの展望　　5
　　参考文献 ……………………………………………………………………………… 5

第 2 章　経絡・経穴について

1. 経絡・経穴とは ……………………………………………………………………… 7
2. 骨度法 ………………………………………………………………………………… 9
3. WHO による経穴の標準化 ………………………………………………………… 10
4. 24 個の経穴を選択した経緯 ………………………………………………………… 11
5. 手の太陰肺経 ………………………………………………………………………… 14
6. 手の陽明大腸経 ……………………………………………………………………… 16
7. 足の陽明胃経 ………………………………………………………………………… 18
8. 足の太陰脾経 ………………………………………………………………………… 20
9. 手の少陰心経 ………………………………………………………………………… 22
10. 手の太陽小腸経 ……………………………………………………………………… 24
11. 足の太陽膀胱経 ……………………………………………………………………… 26
12. 足の少陰腎経 ………………………………………………………………………… 28
13. 手の厥陰心包経 ……………………………………………………………………… 30

- 14. 手の少陽三焦経 ……………………………… 32
- 15. 足の少陽胆経 ………………………………… 34
- 16. 足の厥陰肝経 ………………………………… 36
    - 参考文献 ……………………………………… 38

第3章　M-Testの基本的な診断と治療手順

- 1. 身体全体の動きから身体の状態を診る重要性 ……………………………… 39
    - 1) 全身の連動で生まれる力　39
    - 2) 身体の動きと障害　40
- 2. 痛みの出る箇所と原因 ……………………………………………………… 40
    - 1) 腰痛を例として　40
    - 2) 胃痛を例として　40
- 3. 全身のバランスを診ることの重要性 ………………………………………… 41
- 4. 身体と経絡の動き …………………………………………………………… 42
- 5. 経絡分布とM-Test …………………………………………………………… 43
    - 1) 全身の前面，後面，側面に走行する経絡　43
    - 2) 30動作6ブロックの考え方　43
- 6. M-Testの各動作 …………………………………………………………… 45
    - 1) 上半身　45
    - 2) 下半身　45

Aブロック …… 46	Dブロック …… 49
Bブロック …… 47	Eブロック …… 50
Cブロック …… 48	Fブロック …… 51

- 7. M-Testの施行手順 ………………………………………………………… 52
- 8. 負荷に対するブロック判定による治療点（経穴） ………………………… 54
- 9. 有効な治療点（経穴）の選択方法と刺激方法 ……………………………… 58
    - 1) 有効な治療点（経穴）の選択方法　58
    - 2) 刺激方法　59
- 10. M-Test（経絡テスト）の7原則 …………………………………………… 60
    - 参考文献 ……………………………………… 60

第4章　臨床の実際

1. M-Test の臨床応用 …… 61
1）医療，看護・介護　61　　2）産業衛生分野　61
3）スポーツ分野　62

2. M-Test の普及・教育とケア・ワークモデル研究会 …… 63

3. 症例にみる M-Test の実際 …… 65
① 交通事故後の歩行困難　65　　② 配置換えによる腰痛発症　67
③ 左背部痛　69　　④ 左肩痛　70
⑤ 肩関節痛に著効した一症例　73　　⑥ 肩　痛　76
⑦ ジャンパー膝に著効した一症例　77　　⑧ 右殿部痛，間欠性跛行　79

参考文献 …… 81

付　録

付-1. 資　料
1. M-Test 所見用紙 …… 83
2. M-Test の6つのブロックと基本24穴 …… 84
3. 五行穴 …… 85
4. 経穴の組み合わせ …… 86
5. 参考図書・ウェブサイト …… 87
6. ケア・ワークモデル研究会について …… 88

付-2. M-Test／Q & A
1. M-Test の治療法について …… 89
2. 勉強法（スキルアップ含），教育について …… 90
3. 臨床見学 …… 95
4. 資格認定制度 …… 97
5. 国内・海外事情と今後の活動 …… 98
6. その他 …… 101

索引 …… 103

第1章 M-Testの基本

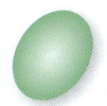

1. M-Testとは

1) M-Testの考案とその経緯

　M-Testの考案者である向野義人は，小児期から鍼灸師であった父の治療で治っていく患者さんを垣間見ながら，鍼灸を医療の中で生かしたいとの思いを抱いて医学を志し，九州大学医学部に学んだ．1971年には九州大学医学部を卒業し，医師免許を取得した．以来，内科医として大学病院などで働きながら鍼治療を実践してきた．

　1989年，福岡大学体育学部大学院のスポーツ医学部門の責任者としての転属がきっかけで，スポーツ選手の治療を多く行うことになり，経絡と，スポーツ選手の姿勢やからだの動きをリンクすることで，動きに伴う身体症状を指標とした診断および治療ができることを発見した．この診断および治療法は，痛みなどを誘発ないし増悪させる動きを分析することから治療すべき経絡を判断する方法で，容易に，迅速に，しかも的確に判断でき，病態の変化も把握しやすく，同時に効果判定の指標としても有用であった．この方法が，兼務する大学病院では，運動器に限らず，様々な疾患や病態に応用でき，診断・治療のスタンダードな方法論になり得ると確信した．これが経絡テスト，現在のM-Testである．

　M-Testは，当初「経絡テスト」と呼称していたが，より広い人が利用できる診断治療体系の確立をめざして「M-Test」と簡潔な呼称に改めた．経絡という言葉を避けたのは，医学用語としてはあまり馴染みがないために，広く医学・医療への普及を図るには必ずしも適切な用語ではないと考えたからである．また，経絡テストを英訳して，「The Meridian Test」，「Motion-induced somatic response Test」とも表現していたので，M-TestのMはこれらの頭文字をとったことになる．また，考案者の向野の頭文字が「M」である．ヨーロッパでは"Mukaino Method"と呼ばれることもあり，「M-Test」とするのには好都合である（図1-1）．

　M-Testは，広義にはからだの動きを負荷することで経絡・経穴の異常を見つけ出す診断治療体系のことで，M-Testの診断・評価・治療すべての総称である．狭義には，経絡・経穴の異常を判断する身体動作テストを指す．たとえば，M-Test陽性所見と表現すれば，M-Testを行い，観察された陽性動作のことであり，M-Test治療といえば，M-Testの方法論に従った治療を意味する．ほかにも，M-Test所見，M-Test評価法，M-Test診断法などの表現が可能である．

2) M-Testの特徴について

　M-Testは，東洋医学の経絡・経穴の考え方を基礎とし，誰もが容易に理解できる身体の動きに伴う様々な症状から病態を把握できる．その特徴は西洋医学では見えてこない病気の

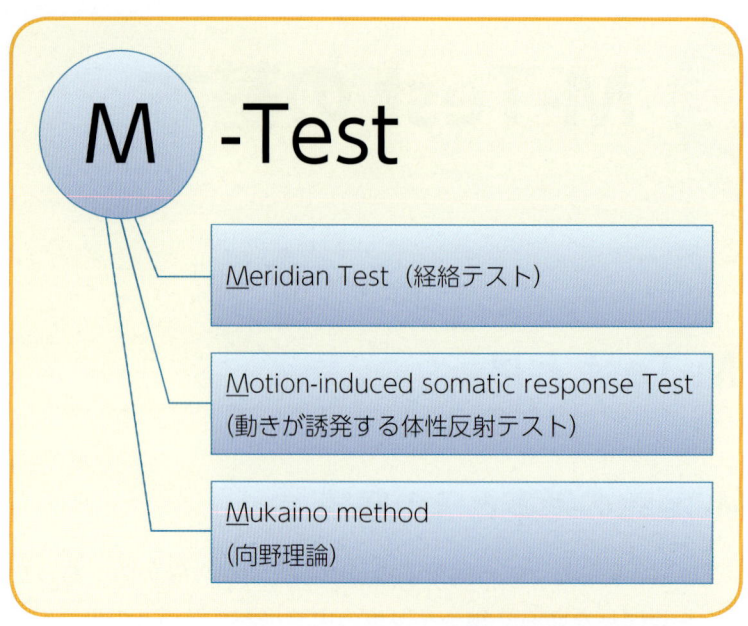

図 1-1　M-Test の "M" が意味するもの

側面を観察することを可能とし，患者一人一人が抱える症状・病態に合わせたテーラーメイドの医療を実現させる．また，治療プロセスから，日常生活動作（ADL）でおこる症状に潜むからだのゆがみを推理できるため，どのようにケアすれば良いかが分かり，また患者の生活背景が分かる．そのため，患者自身も納得して積極的に治療に取り組み，予防に努めることもできるので，医療機関での滞在時間（期間）の短縮と予防医療も実現できる．

　M-Test は安全で簡便な方法であり，診断・効果は的確かつ迅速である．また，管理・標準化が容易で構造化が可能であることから，診療プロセスの標準化システムを構築できる特徴がある．

　M-Test は身体の動きに伴う症状から病態を把握できるので情報を共有しやすく，職種や専門の壁を越え，医療者相互の共通言語となる（**図 1-2**）．さらには患者との普遍的な共通言語となり，患者個々人の抱える症状・苦痛を安全に的確に，かつ迅速に和らげるケアを実現する．さらに，その成果に基づいたケア・ワークモデルを開発できる．また，患者自らがセルフメディケーションに参加し，患者参加型の新たな医療の扉を開くことにもなりうる（**図 1-2**）．

3）鍼治療の標準化と M-Test

　M-Test における治療プロセスの標準化に取り組んだのは，鍼治療を医療に取り入れるためにはその質を向上する必要性があると深く感じたからである．従来の鍼治療は，診断や治療法や手技そして道具など，鍼治療を構成する個々の要因に多数の選択肢があり，その選択や組み合わせは個々の術者の技量に依存している．そのため，診断や治療はそれを構成する要因の変数が大きすぎ，客観性や再現性を示すエビデンスをとるのが難しい．つまり，従来の鍼治療はエビデンスを示すのが難しい体系であることである．

　一方，現在の医療は EBM（Evidence Based Medicine）を基本として成り立っていることから，従来の鍼治療の EBM に乏しい点が現在の医療制度に取り入れられない大きな要因であると感じている．治療方法を標準化し，エビデンスの高い研究結果が示されれば，医師をはじめとした医療従事者を納得させ，現行の医療制度にも取り入れやすくなる．M-Test

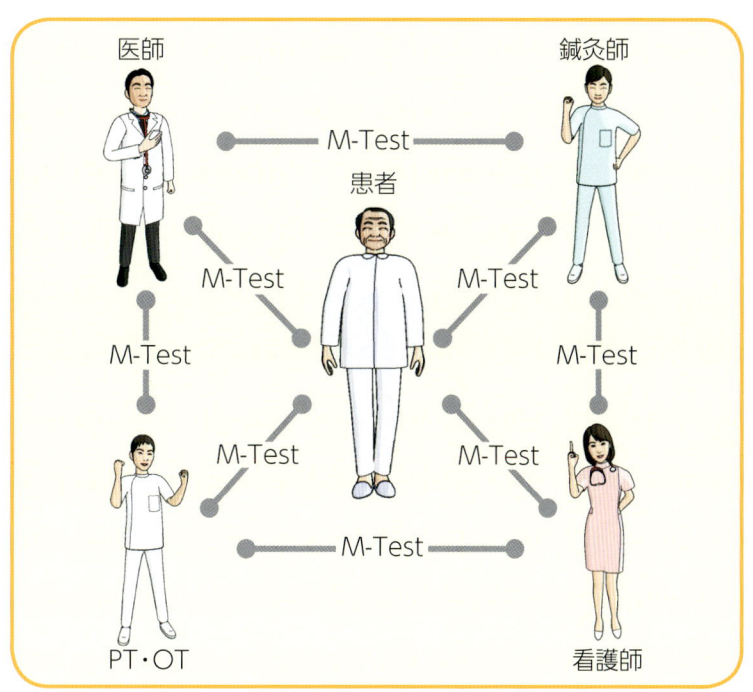

図 1-2　共通言語となる M-Test

は診断から治療まで手順が確立しており，M-Test で診断に用いられる動作所見は，医師や理学療法士（PT）が用いる検査法にも似ているので医療者にも理解しやすく，情報を共有しやすい．また動作を用いての診断は誰が行っても比較的再現性が高い．2007 年より筆者らは，ISO9001 にのっとり M-Test を用いた鍼治療の診療プロセスを標準化するシステム開発を試みた．M-Test の診断および治療手順を用いれば，誰が行っても同じ治療ができるので，他施設と情報共有ができ，また多施設における比較も可能とする．また症例ごとのベストプラクティスも作成可能である．現在，透析施設などではその試みが進行している．

4) M-Test で用いる刺激とその特徴

M-Test で用いる刺激は，基本的に円皮鍼やマイクロコーンであり，定量化されたソフトな刺激で行う．痛みはほとんど伴わない．以下に円皮鍼とマイクロコーンの特徴を示す（**図 1-3**）．

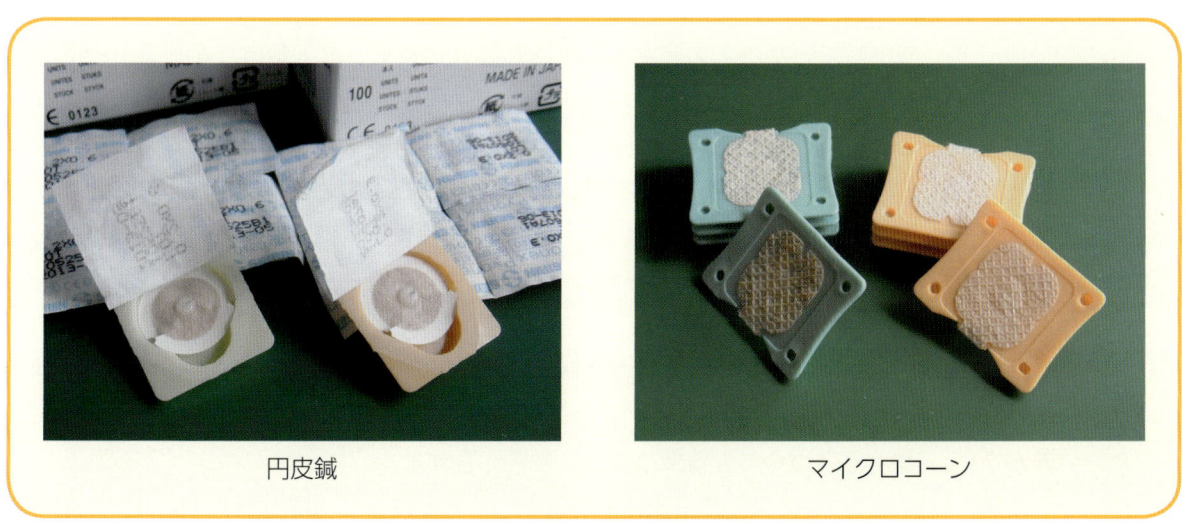

円皮鍼　　　　　　　　　　　　マイクロコーン

図 1-3　M-Test で用いる刺激

第 1 章　M-Test の基本

(1) 円皮鍼（商品名：パイオネックス Pyonex，セイリン社製）

継続刺激が可能なテープ式鍼（置鍼），ディスポーザブル．現在では，鍼の長さが最短 0.3 mm のものがあり，ほぼ痛みは感じない．鍼の種類は，その長さによりさらに 0.6 mm，0.9 mm，1.2 mm，1.5 mm と，0.3 mm 刻みに 5 種類ある．M-Test には，0.3 mm ないし 0.6 mm のものが適している．この鍼は，貼付したままでも違和感が少なく，日常生活やスポーツの練習中でも差し障りが少ない．耳介治療で用いるときには，0.3 mm を勧めている．円皮鍼の長所は，難しい手技のないテープ式の鍼なので，非常に使用しやすく，しかも刺激の定量化が可能なことである．長時間にわたり貼付し刺激を続けることができるが，短所として皮膚がかぶれやすい体質の患者には注意が必要である．また患者自身が外した，あるいは自然に外れた後の鍼の処置についての指導が必要である．

(2) マイクロコーン

（商品名：ソマセプト Somacept／ソマレゾン Somareson，東洋レヂン社製）

まったく痛みを伴わない刺入しない皮膚貼付物で，継続刺激が可能である．刺激面が 11 mm（Ⅰ・Ⅱ型）のタイプと 4 mm（Ⅲ型）のタイプがある．直径 11 mm の刺激面上には，規則正しく配列した微小突起が約 400 本あり皮膚面を広くマイルドに刺激する．皮膚を破らないので皮膚面の消毒は不要で，どのような方にも安心安全に使える新しい刺激ツールである（図 3-34 参照）．刺激性が少ないため，鍼刺激が初めて，または苦手という患者にも問題なく受け入れられる．さらに抗凝固剤を服用中の患者，出血傾向のある患者や易感染性の患者にも安全に使用できる．円皮鍼同様，貼付した状態を続けるとかゆみや発赤を伴う患者が報告されているが，短時間で外せばほぼこのような問題が起こることもない．継続使用は一両日程度が適当と考えられる．直径 4 mm のものは貼付した状態が数日にわたってもかゆみや発赤を伴うことは極めてまれである．

※タイプ，規格等が変更されておりますので，製品情報についてはホームページをご覧ください．

5）M-Test に用いる軽い刺激と皮膚の科学

円皮鍼やマイクロコーンなどの軽い刺激で効果があるのかという質問をよく受ける．2000 年以上の歴史を持つ鍼治療は，時代によって鍼の種類や手技が様々である．極端な例として，約 50 年前には金鍼を体内に埋め込む埋没鍼という治療が流行った時代もあった．現在では，経験や様々な研究などから浅い鍼や軽い刺激が日本鍼灸の主流となってきている．筆者もマイルドな刺激の方が効果が高いことを経験している．

1972 年，訪中していたニクソン大統領に鍼麻酔（強刺激：電気刺激）を披露したことにより，中国鍼灸は爆発的に，欧米から世界中へと広がった．そのため世界で主流となっているのは，手技も道具も強い刺激の中国鍼灸である．しかし，近年は痛みの少ない日本式の鍼が注目されている．このことは人々が経験的に良い物を選択してきた結果と考えられる．アメリカやヨーロッパで行われる日本鍼灸のレクチャーはすぐに満席となるほど人気がある．

これまでの多くの比較研究は，世界的に主流の中医学をベースとして行われてきた．そのため，長い鍼で深く刺す鍼が研究対象となり，浅く刺す鍼はプラセボとして用いられてきた．しかし，実験では，深くても浅くても鍼の効果には差がなかったことから，鍼治療の効果はプラセボと受け止められてしまった．しかし，裏を返すと，深い鍼でも浅い鍼でも効果には差がない，"深く刺さなくても効果はある" と考えられる．

皮膚への刺激については，傳田光洋の著書[1, 2, 3]などに詳しく解説されており，皮膚を第 3 の脳とみなしている．皮膚にはいまだ知られていない驚くべき作用があり，堀田晴美の最

新の研究からは，マイクロコーンを用いた皮膚への軽い刺激が鎮痛効果をもたらすという研究結果[4]ももたらされている．まだまだこれからの研究が楽しみな領域である．

M-Testとマイクロコーンと皮膚の特性とが相互に影響を及ぼし合って展開される様々な現象は，これまでの医学の常識では測ることのできない未知の領域である．この原理を究め，臨床医学に広く応用する道を開くことは，医療に新たな光をあてることにつながるであろう．

2. M-Testの応用とこれからの展望

1）ケア領域への応用

M-Testは，これまでの研究で従来の医療・看護・介護の分野に応用すれば，患者の症状や苦痛を和らげることができる．また，スポーツ選手に応用すれば障害予防や競技力向上を実現でき，医療や産業の現場で働く人たちに応用すれば疲労回復を促進し活力に満ちた日々の生活を実現できることが分かっている．さらには，セルフケアや地方自治体における住民の健康管理への応用など，応用できる領域はとても幅広いと期待される．

M-Testを用いたケア・ワークモデルは簡便・安全・迅速・的確なことを特徴とし，個別化・EBM（Evidence Based Medicine）・NBM（Narrative Based Medicine）・クリニカルパス化に必要な要件を備えもっている．

2）M-Testのこれからの展望

M-Testは，現在日本はもとより世界へ普及しつつある．

西洋医学とは異なる座標軸を有するこのシステムが現代医療に取り入れられることで，複雑な事象の全体像を見失わず，医療サービスとしての2つの「質」，すなわち客観的な「技術的な質」と患者の主観的な経験からみた「主観的な質」の提供を実現できると考えられる．また，この方法はセルフメディケーションとして応用でき，多くの人に普及することで，生活の質（QOL：Quality of Life）を高め，Well-beingを達成する．このことは，真の意味で患者の視点に立った患者中心の医療（Patient-centered care）を実現する道を開くものと期待できる．M-Testの方法論を現代医療に導入することは，必要で無駄のない真の意味での患者中心型医療や患者参加型医療の実現を可能とするとともに，これからの医療がめざす治未病という次世代の価値観の創出につながる医療改革を実現すると考えられる．

（松本美由季・山下なぎさ）

●参考文献●

1) 傳田光洋：皮膚は考える．岩波書店，2005.
2) 傳田光洋：第三の脳．朝日出版社，2007.
3) 傳田光洋：賢い皮膚．筑摩書房，2009.
4) Harumi Hotta et al.：Gentle mechanical skin stimulation inhibits the somatocardiac sympathetic. *European Journal of Pain*, 14（8）：806-813, 2010.

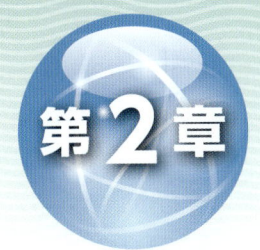

第2章 経絡・経穴について

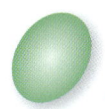

1. 経絡・経穴とは

　痛みのある部位に手を当てることでその痛みが和らぐことはしばしば観察される．また関連痛などのように，病変部位とは無関係な部位に反応が出ることも知られている．そのような病気や傷害，そしてその原因や症状との因果関係を長年にわたって観察し体系づけられたものが経絡経穴である．

　1972年に中国湖南省で発掘された馬王堆漢墓の副葬品の中から経脈（経絡）の記述がなされた医書が発見されている．馬王堆漢墓は紀元前168年に埋葬されたもので，経絡という概念が2000年以上の歴史を持つことがうかがえる．

　経穴とは俗にいうツボのことで，全身に点在し，経絡とは関連性のある経穴を結んで走る線のことをさす．この関係は都市部の交通網を形成する路線図にたとえられる（**図2-1**）．

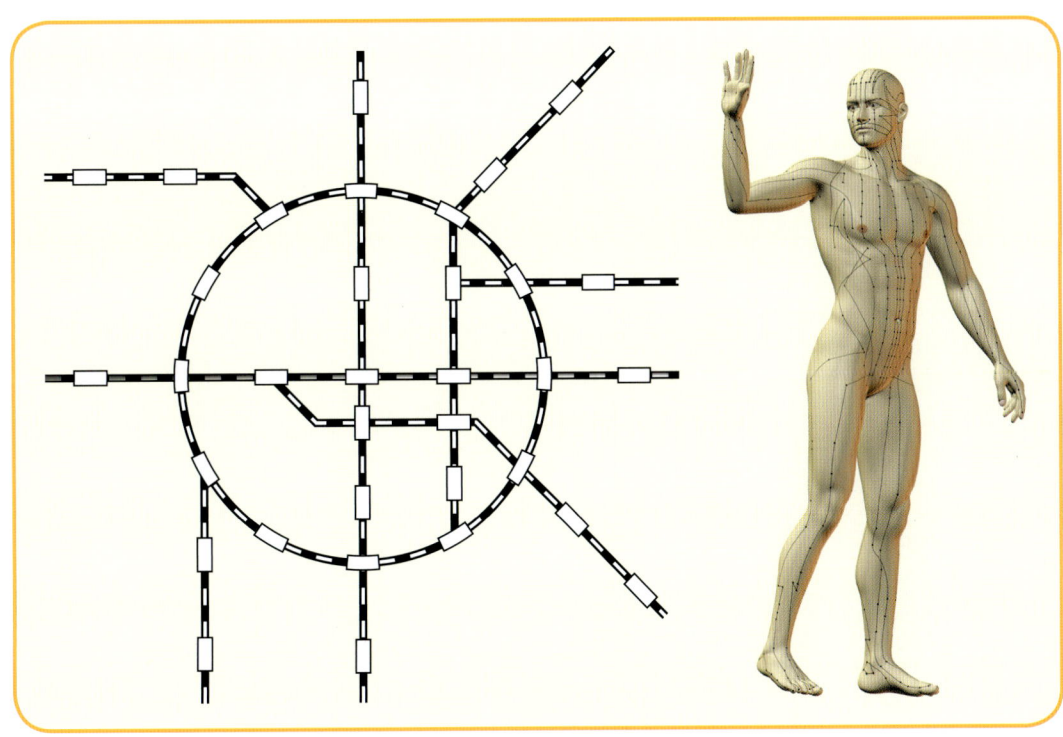

図2-1　都市の路線図と経絡

ひとつひとつの駅が経穴に相当し，これが地下鉄，私鉄といった線路で結ばれるように，性質の似た経穴同士が結ばれて1本の経絡を構成する．また主要な駅で乗り換えが行われるように，経絡も他の経絡と連絡し合いながら全身をめぐっている．
　WHO（World Health Organization）では14本の経絡上に361個の経穴を指定している．M-Testの基礎では，このうち臓腑の名前を冠した12本の経絡を用いている（**表2-1**）．
　経絡の流れには経穴と経穴を結ぶ線以外に，体内に入って臓腑と連絡する線，他の経絡と連絡する線などさまざまである．詳細は成書に譲ることにし，本章では12本の経絡の経穴と経穴を結ぶ線のおおまかな解説と，M-Testの基礎で使用する24個の経穴についてのみ解説を行う．
　なお24個の経穴を選択した経緯については，本章の「4. 24個の経穴を選択した経緯」を参照のこと．

表2-1　M-Testのブロックと12本の経絡

M-Testのブロック	陰の経絡		陽の経絡	
前面	太陰	手の太陰肺経	手の陽明大腸経	陽明
		足の太陰脾経	足の陽明胃経	
後面	少陰	手の少陰心経	手の太陽小腸経	太陽
		足の少陰腎経	足の太陽膀胱経	
側面	厥陰	手の厥陰心包経	手の少陽三焦経	少陽
		足の厥陰肝経	足の少陽胆経	

2. 骨度法

　人の身体の大きさには個人差があるため，経穴の位置を求めるために関節や骨格などを基準点とした骨度法と呼ばれる独特な計測方法がある．

　骨度法では身体各部の長さも規定されているが，ここでは24個の経穴を求めるために最低限必要な4種類を例示する（**図2-2**）．

　通常，1横指は手の第2指（示指）の近位指節関節（PIP関節）の幅であるが，経穴を求めるときは手の第1指（母指）の指節間関節（IP関節）の幅であると定義されている．

　かっこ内に記した「寸」も骨度法による独自の定義であり，尺貫法における1寸≒3.03cmとは異なる．

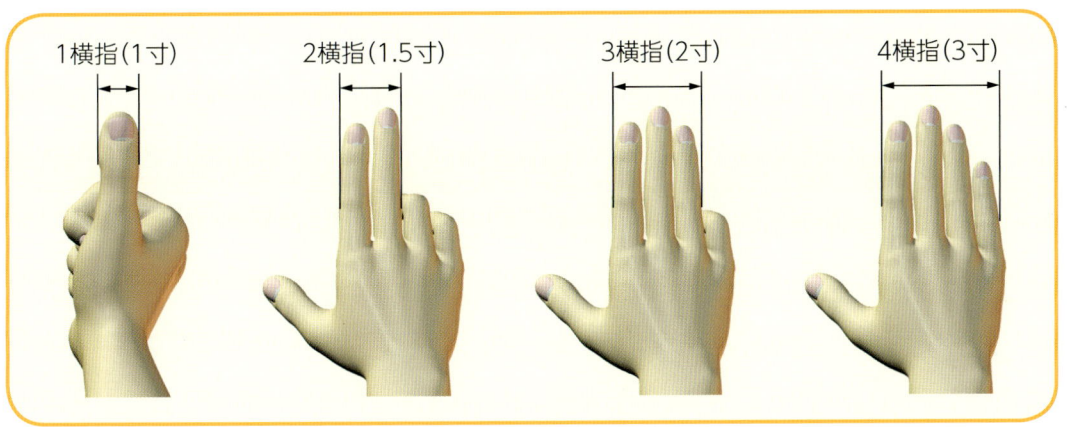

図2-2　骨度法の一例

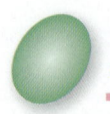# 3. WHOによる経穴の標準化

本章冒頭で経絡や経穴が非常に古い歴史を持っていることはすでに述べたとおりである．また日本においても，大宝律令（701年）に医療の官職として鍼博士が規定されるなどその歴史は古く，古代中国からアジア各地へ広まった経絡・経穴はそれぞれの国で少しずつ改良を加えながら現代に伝わっている．

ところが，この改良によって一部の経穴の位置が国ごとに異なるといった不具合が生じてきた．異なるといっても数mmから数cm程度の違いで臨床上はなんら問題になることはない．この場合の不具合とは，学術的な意味で統一した見解が必要だということである．関係国の協議を経て2006年にWHOの主導のもと361個の経穴の位置についての合意がなされた．ただし，一部の経穴については完全な合意にいたらず，心包経の中衝（**図 2-32**）などでは2つの案を併記することになっている（**表 2-2**）．

表 2-2　WHOで2つの案が併記されている経穴

経絡	経穴
大腸経	禾髎，迎香
心包経	労宮，中衝
胆経	環跳
督脈	水溝

WHOでは併記の順番を参加国と組織による投票で決めており，得票数が多い方を先に，少ない方を別説として記載している．M-Testの基礎で必要な中衝を除き，本章で使用した経絡の図は，得票数が多い方をベースに作成している．

経絡・経穴の表記には漢字と英数の2通りがある．たとえば，肺経には中府，雲門，天府，侠白，尺沢，孔最，列欠，経渠，太淵，魚際，少商という11個の経穴があり，日本や中国などの漢字圏では字体による相違はあるが，基本的に漢字で表記される．漢字圏以外の地域では肺経を表すLung MeridianからとったLUを略称とし，経穴は始点から順にLU1，LU2，LU3，LU4，LU5，LU6，LU7，LU8，LU9，LU10，LU11と連番で表記される．

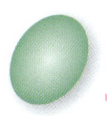

4. 24個の経穴を選択した経緯

　M-Testの基礎で使う24個の経穴は古代の医学書である『難経』に記載されている「虚するものはその母を補い，実するものはその子を瀉す．（六十九難）」という記述に基づくもので，わが国における鍼灸治療でも広く用いられている．

　東洋医学の病のとらえ方のひとつに「虚」と「実」という考え方がある．「虚」とは必要なものが不足している状態で，「実」とは必要なものであっても過剰な状態のことをさす．そのいずれの状態に傾いても健康を害するというもので，不足しているときはそれを補充し，過剰なときはそれを取り除き，本来あるべき健康な状態に戻すことが治療の基本として行われる．

　この補充することを「補」，取り除くことを「瀉」という（図2-3）．

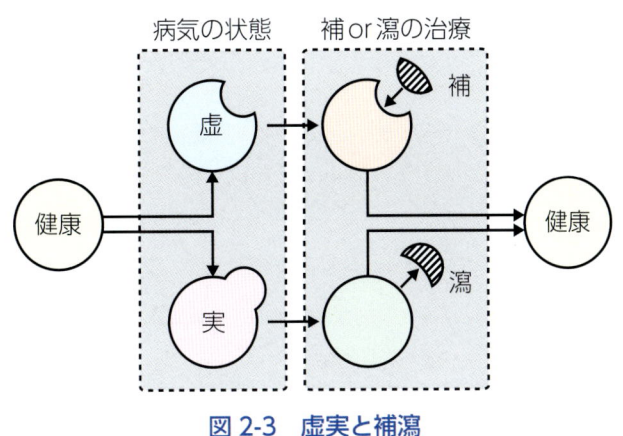

図 2-3　虚実と補瀉

　次に「母」と「子」については五行という考え方を理解する必要がある．古代中国哲学において自然界を構成する基本要素は「木，火，土，金，水」の5つであり，すべての事物がこの5つのいずれかに分類されると同時に，「互いに生み出し，互いに制約する」関係にあると考えられている．

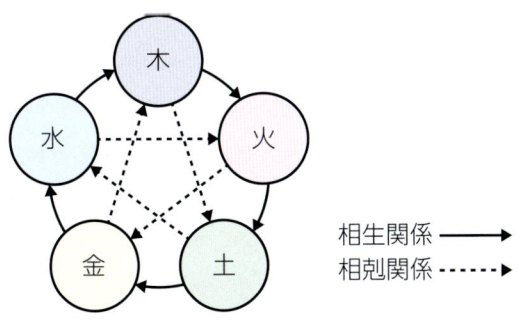

図 2-4　五行の概念図

　互いに生み出すことを「相生」と呼び，図2-4に示す実線の矢印に相当する．木をこすり合わせることで火が生まれ（木生火），火によって燃えたものは土へと返り（火生土），土の中に鉱脈が生まれ（土生金），金属の表面には結露で水が生じ（金生水），水は木を育む（水生木）…という関係が延々と繰り返される．「母」と「子」はこの相生の関係のことで，金

から見れば土が「母」に相当し、水が「子」に相当する。

　もうひとつの互いに制約することを「相剋」と呼び、図2-4に示す点線の矢印に相当する。木は土から栄養分を吸収するので木は土よりも強く（木剋土）、土は水をせき止めることができるので土は水よりも強く（土剋水）、水は火を消すことができるので水は火よりも強く（水剋火）、火は金属を溶かすことができるので火は金よりも強く（火剋金）、金属は木を切り倒すことができるので金は木より強い（金剋木）…という関係である。相剋の関係は鍼灸の臨床においては使われることがあるが、現在M-Testの治療において頻用することはない。

　この五行の影響を受けたのは医学の基礎であった臓腑経絡においても例外ではなく、陰の経絡は「木＝肝経、火＝心経（心包経）、土＝脾経、金＝肺経、水＝腎経」と分類されている。また経絡の中にある特定の5つの経穴も五行に分類され、肺経であれば「木＝少商、火＝魚際、土＝太淵、金＝経渠、水＝尺沢」となり、五行穴と呼ばれる（図2-5）。他の経絡の五行穴については付-1.の「五行穴」（p85）を参照のこと。

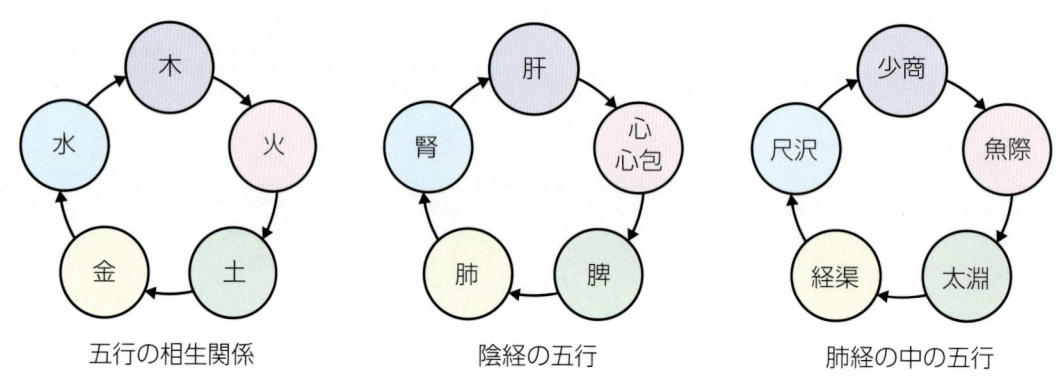

図2-5　陰の経絡と肺経の経穴の五行

　五行の関係は停止したものではなく、無限ループのように繰り返されており、一部で生じた不具合が他の要素に影響を及ぼすことがある。これはパイプでつながった5つのバケツの中を水が絶え間なく循環していると考えると分かりやすい（図2-6）。

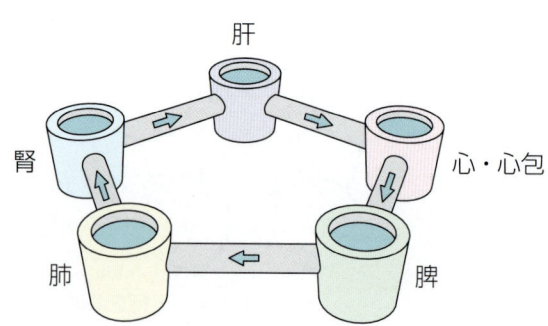

図2-6　相生関係をバケツの水の流れにたとえる

たとえば肺経が虚の状態，すなわち肺経のバケツの水が少なくなると，脾経のバケツからの水の流入が増え，脾経のバケツの水も少なくなってしまう．その分を補充することが「虚するものはその母を補う」という意味で，肺経の中でも脾の性質を持つ太淵が選択されるのである．

　反対に肺経が実の状態，すなわち肺経のバケツの水が増えすぎると，腎経のバケツへの水の流出が増え，腎経のバケツの水も増えすぎてしまう．その分を減らすことが「実するものはその子を瀉す」という意味で，肺経の中でも腎の性質を持つ尺沢が選択される．

　このように，1本の経絡につき2個ずつの経穴が選出される．M-Testの基礎では12本の経絡を用いるため，合計24個となる．この24個の経穴は鍼灸治療においても重要視されている．

5. 手の太陰肺経（LU；Lung Meridian）

手の太陰肺経は胸部（鎖骨下窩）に始まり，手の第1指（母指）の橈側端に終わる．11個の経穴があり，上半身の前面異常に対して用いる．

1 体幹（胸部）

鎖骨下窩（鎖骨，大胸筋，三角筋で構成される陥凹部）に始まり，烏口突起の内端を経て上肢に向かう．主な骨格筋は大胸筋である．

2 上肢（肩・上腕部・前腕部）

肩では三角筋鎖骨部を通り，上腕部では上腕二頭筋長頭の外縁を通って肘窩の尺沢（**図 2-7**）に向かう．前腕部では尺沢から手関節の太淵（**図 2-8**）に向かう．主な骨格筋は三角筋鎖骨部，上腕二頭筋長頭，腕橈骨筋である．

3 上肢（手）

手では母指球の橈側を経て，母指の橈側端に終わる．主な骨格筋は母指球筋である．

M-Testの基本24穴：肺経

尺沢 LU5

肘窩横紋上で，上腕二頭筋腱の橈側縁と腕橈骨筋との間の陥凹部が尺沢に相当する．上腕二頭筋腱は肘関節を軽度屈曲させると肘窩の中央に触知することができる．

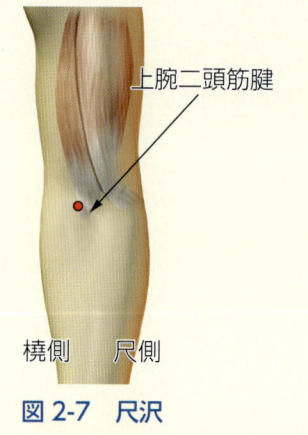

図 2-7 尺沢

M-Testの基本24穴：肺経

太淵 LU9

手関節横紋上で，橈骨動脈の拍動が触れるところが太淵に相当する．

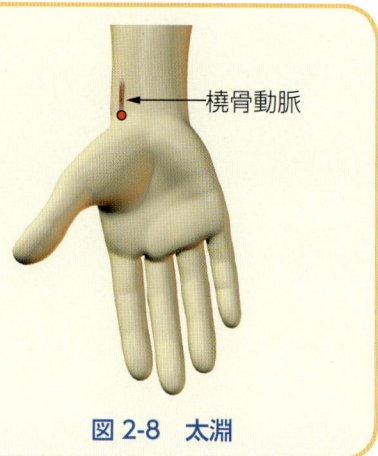

図 2-8 太淵

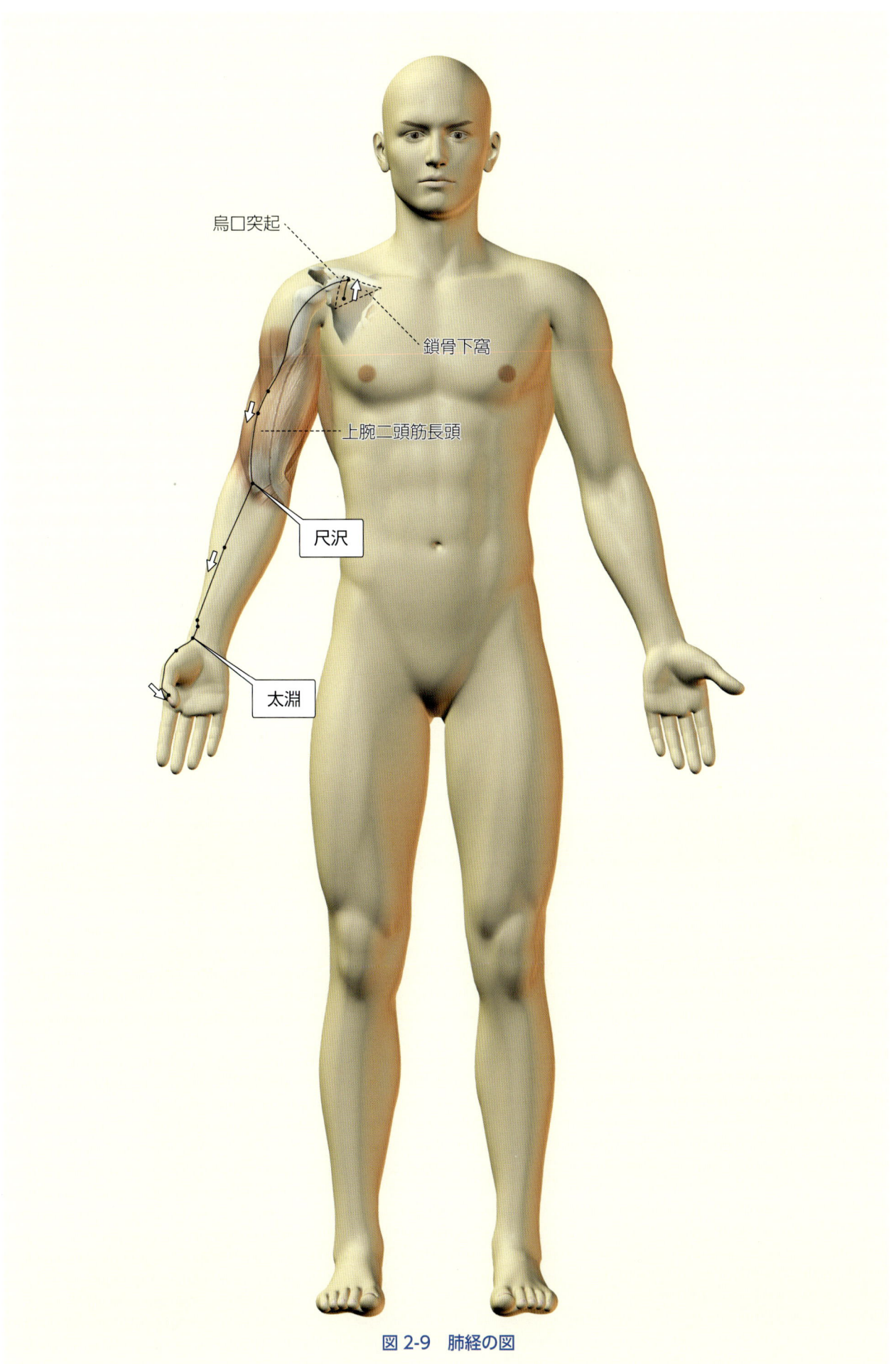

図 2-9 肺経の図

第 2 章 経絡・経穴について

6. 手の陽明大腸経（LI ; Large Intestine Meridian）

　手の陽明大腸経は手の第2指（示指）の橈側端に始まり，反対側の顔面部（頬部）に終わる．20個の経穴があり，上半身の前面異常に対して用いる．

1 上肢（手）

　手では示指の橈側端に始まり二間（図2-10）を通って手関節の解剖学的タバコ窩へ向かう．

2 上肢（前腕部・上腕部・肩）

　前腕部では解剖学的タバコ窩から曲池（図2-11）へ向かい，上腕部では曲池から肩峰外端の前面と上腕骨大結節の間へ向かう．この部位は上肢を90°外転させると肩峰の前後に2つの陥凹部が現れる．このうち前の陥凹部を目安にするとよい．主な骨格筋は長橈側手根伸筋，短橈側手根伸筋，腕橈骨筋，上腕三頭筋外側頭，三角筋鎖骨部である．

3 体幹（背部），頚部，頭（顔面部）

　背部では鎖骨と肩甲棘の間から頚部の前方へ向かう．頚部では胸鎖乳突筋の後縁で輪状軟骨の高さから顔面部に向かい，反対側の鼻翼外方に終わる．主な骨格筋は僧帽筋，胸鎖乳突筋である．

M-Testの基本24穴：大腸経

二間 LI2

　示指の橈側で中指指節関節（MP関節）の遠位陥凹部が二間に相当する．第2中手指節関節の橈側にあてた指を遠位に向かって滑らせるか，第2基節骨体の橈側にあてた指を近位に向かって滑らせると陥凹部で指が止まる．この陥凹部で手掌と手背の皮膚の色の境目を目安にするとよい．

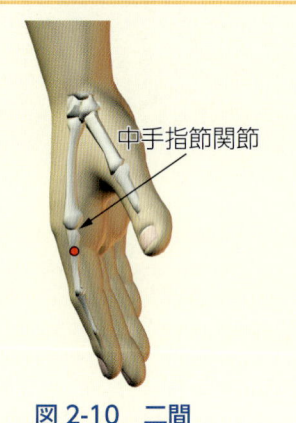

図2-10　二間

M-Testの基本24穴：大腸経

曲池 LI11

　肺経の尺沢（図2-7）と上腕骨外側上顆を結ぶ線上の中点が曲池に相当する．肘窩横紋の橈側端を目安にするとよい．

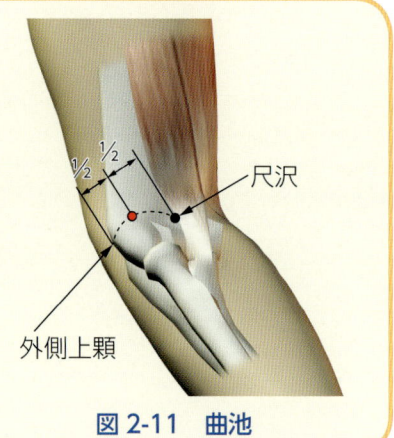

図2-11　曲池

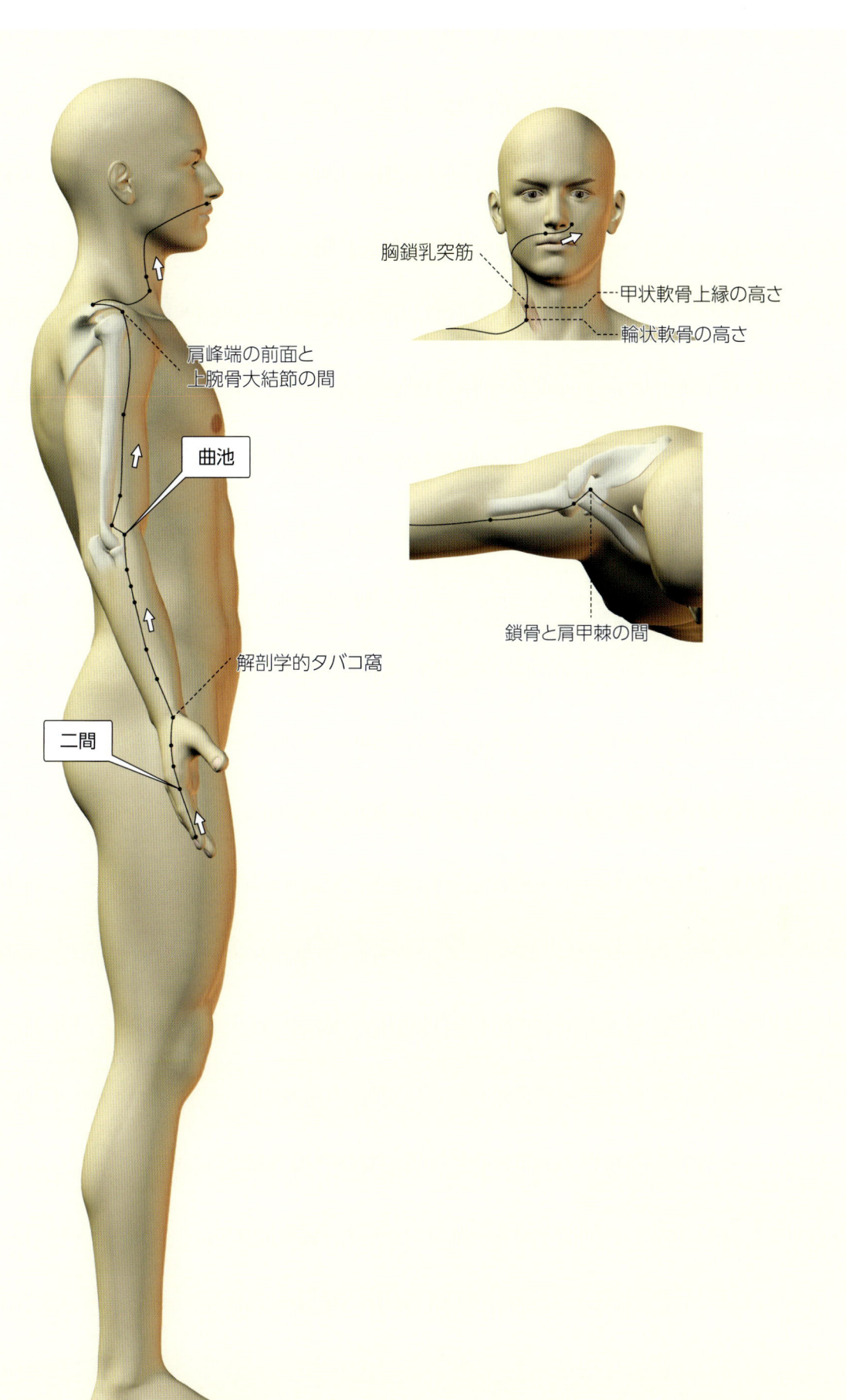

図 2-12　大腸経の図

7. 足の陽明胃経（ST；Stomach Meridian）

　足の陽明胃経は顔面部（眼窩下縁）に始まり，足の第2指の外端に終わる．45個の経穴があり，下半身の前面異常に対して用いる．

1 頭部（顔面部），頚部

　眼窩下縁に始まり口角の外方まで下ったのち，下顎角の前方で額に向かうルートと頚部に向かうルートに分かれる．頚部に下った流れは大腸経の内方を通って，小および大鎖骨上窩を経て胸部へ向かう．主な骨格筋は胸鎖乳突筋である．

2 体幹（胸部・腹部）

　胸部では前正中線の外方5横指（乳頭線を目安）を第5肋間まで，腹部では前正中線からの距離が3横指となり，恥骨結合の上際の高さまで下る．主な骨格筋は大胸筋，腹直筋である．

3 下肢（大腿部・下腿部・足）

　大腿部では上前腸骨棘から膝蓋骨底外端を結ぶ線が，下腿部では足関節前面の中央の解渓（図2-13）へ向かう線が目安となる．足では足背の第2・3中足骨の間を通り，足の第2外端の厲兌（図2-14）に終わる．主な骨格筋は大腿四頭筋（大腿直筋，外側広筋），前脛骨筋である．

M-Testの基本24穴：胃経

解渓 ST41

　足関節前面の最も屈曲するところで，長母指伸筋腱と長指伸筋腱との間が解渓に相当する．内果尖（脛骨）と外果尖（腓骨）を結ぶ線上の中点を目安にするとよい．

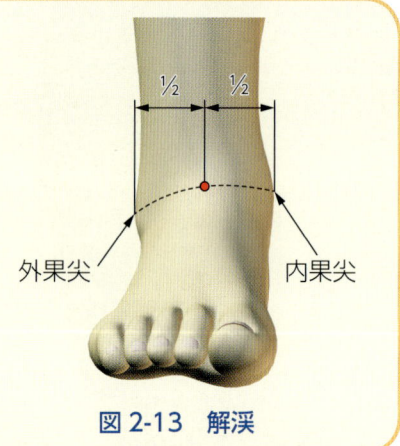

図2-13　解渓

M-Testの基本24穴：胃経

厲兌 ST45

　足の第2指の爪甲基底部に引いた線（A）と外側縁に引いた縁（B）の交点が厲兌に相当する．

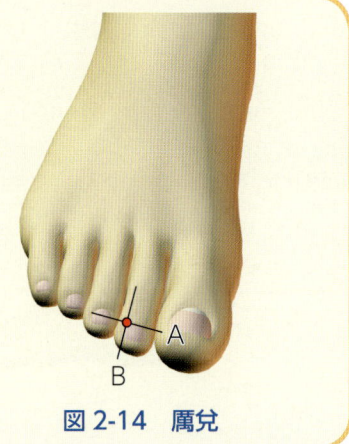

図2-14　厲兌

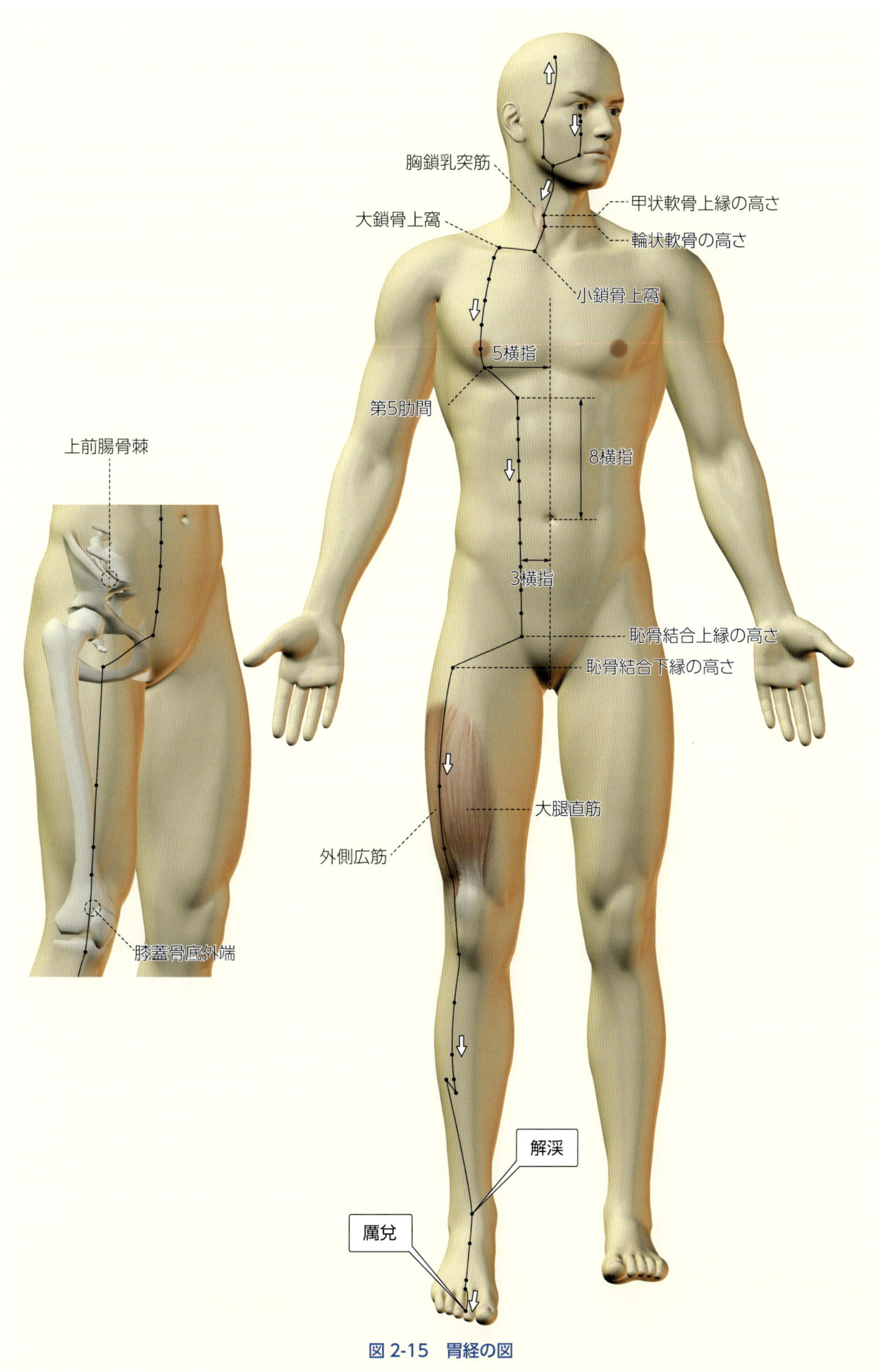

図 2-15　胃経の図

8. 足の太陰脾経（SP；Spleen Meridian）

足の太陰脾経は足の第1指の内端に始まり，側胸部に終わる．21個の経穴があり，下半身の前面異常に対して用いる．

1 下肢（足・下腿部）

足の第1指の内側端に始まり，大都（図2-16）から足部の内側を通って足関節の商丘（図2-17）へ向かう．下腿部では脛骨内縁を脛骨内側顆下縁との境まで上がり，大腿部へと向かう．

2 下肢（大腿部）

大腿部は内側広筋の隆起部から鼠径部の大腿動脈拍動部の外方へ向かう．主な骨格筋は大腿四頭筋（内側広筋），縫工筋，大腿内転筋群である．

3 体幹（腹部・胸部）

腹部では前正中線から外方5横指を臍の上4横指の高さまで上がり，第5肋間で正中からの距離が8横指（乳頭線の外方3横指）となり第2肋間まで上がる．最後に中腋窩線上の第6肋間へと下って終わる．主な骨格筋は外腹斜筋，内腹斜筋，大胸筋である．

M-Testの基本24穴：脾経

大都 SP2

足の第1指の内側で中足指節関節の遠位陥凹部が大都に相当する．第1中足指節関節の内側にあてた指を遠位に向かって滑らせるか，基節骨体にあてた指を近位に向かって滑らせると指が止まる．この陥凹部で足底と足背の皮膚の色の境目を目安にするとよい．

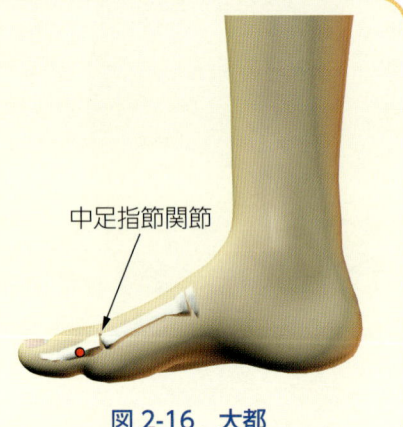

図2-16　大都

M-Testの基本24穴：脾経

商丘 SP5

内果の前縁を通る垂線（A）と下縁を通る水平線（B）の交点が商丘に相当する．

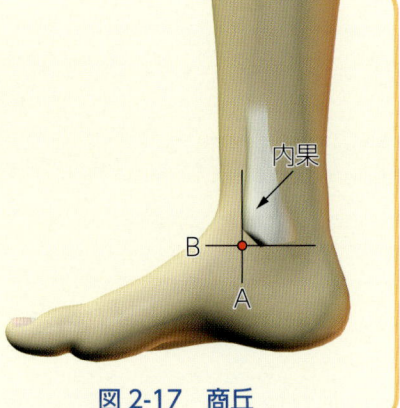

図2-17　商丘

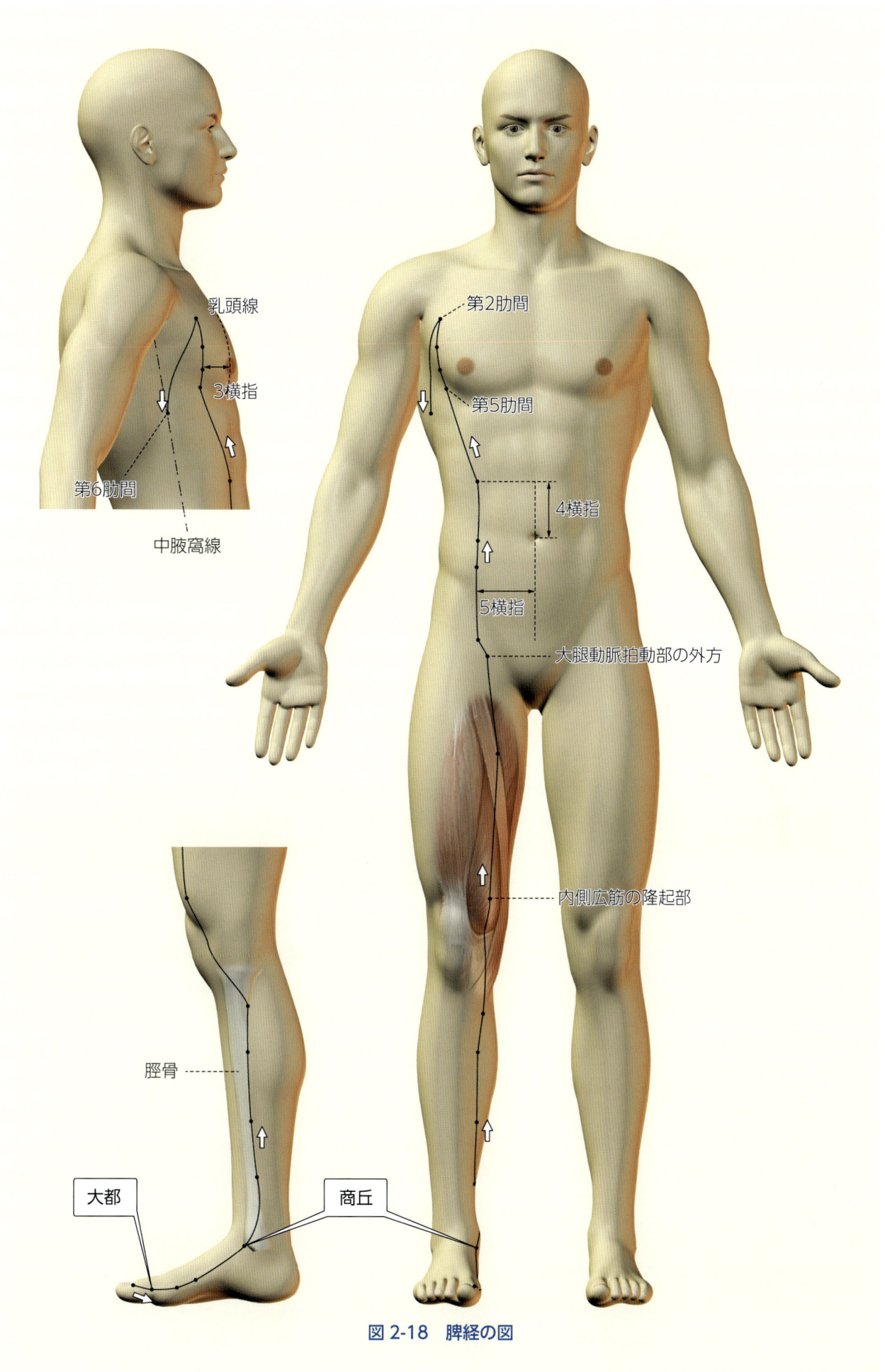

図 2-18　脾経の図

第 2 章　経絡・経穴について

9. 手の少陰心経（HT；Heart Meridian）

手の少陰心経は腋窩の中央に始まり，手の第5指（小指）の橈側端に終わる．9個の経穴があり，上半身の後面異常に対して用いる．

1 体幹（腋窩），上肢（上腕部）

上腕部では腋窩の中央から上腕骨内側上顆と肘窩横紋の中点に向かう．主な骨格筋は上腕二頭筋短頭，上腕三頭筋内側頭である．

2 上肢（前腕部）

前腕部では上腕骨内側上顆と肘窩横紋の尺側端の中点から手関節の神門（図2-19）に向かう．主な骨格筋は長掌筋，尺側手根屈筋である．

3 上肢（手）

手では掌側面の第4・5中手骨の間を通って，小指橈側端の少衝（図2-20）に終わる．

M-Testの基本24穴：心経

神門 HT7

手関節横紋上で尺側手根屈筋腱の橈側縁が神門に相当する．手を握ったまま手関節を屈曲させると複数の腱が確認できる．このうち最も尺側に現れるのが尺側手根屈筋腱である．

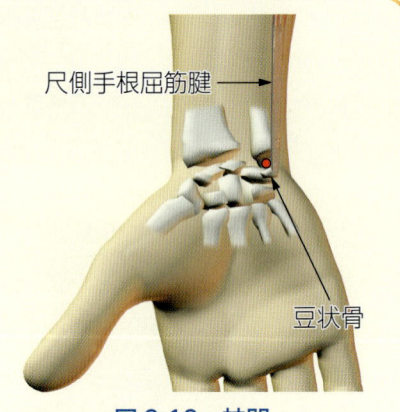

図2-19　神門

M-Testの基本24穴：心経

少衝 HT9

小指の爪甲基底部に引いた線（A）と橈側縁に引いた線（B）の交点が少衝に相当する．

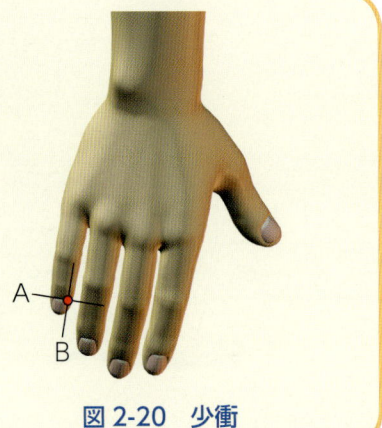

図2-20　少衝

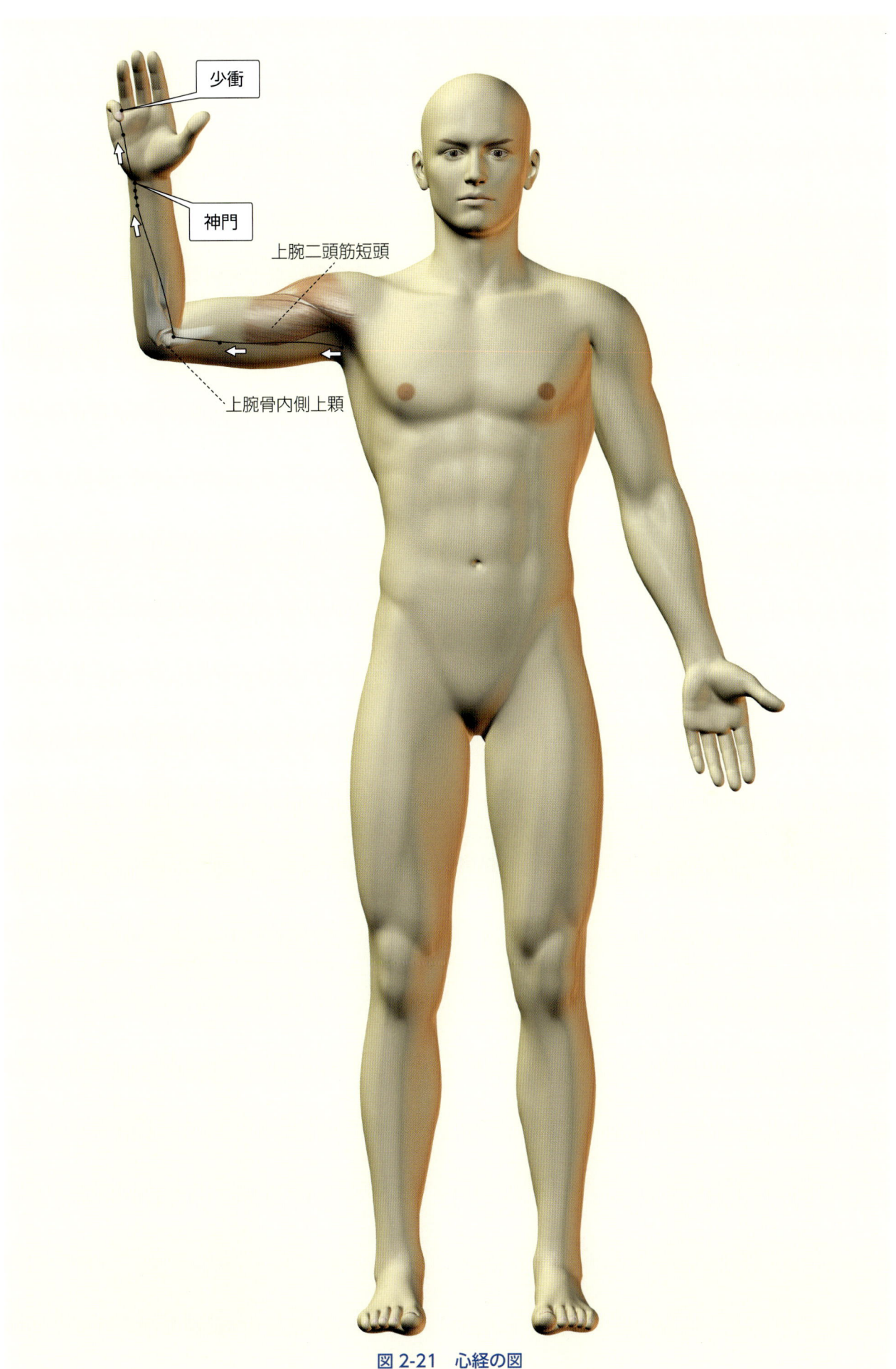

図 2-21　心経の図

第 2 章　経絡・経穴について　23

10. 手の太陽小腸経 (SI ; Small Intestine Meridian)

手の太陽小腸経は手の第5指（小指）の尺側端に始まり，顔面部（耳の前方）に終わる．19個の経穴があり，上半身の後面異常に対して用いる．

1 上肢（手）

小指の尺側端に始まり，小指と小指球の後渓（図2-22）などの尺側を通って，手関節の尺骨頭へ向かう．

2 上肢（前腕部・上腕部・肩）

前腕部では尺骨頭から小海（図2-23）へ向かい，上腕部から肩では小海から腋窩横紋後端から延長した線と肩甲棘の下縁が交わるところへ向かう．主な骨格筋は尺側手根伸筋，尺側手根屈筋，上腕三頭筋内側頭，三角筋肩甲棘部である．

3 体幹（背部），頚部，頭（顔面部）

背部では肩甲骨の棘下窩や棘上窩を巡り，第7頚椎棘突起の外方から頚部に向かう．頚部では胸鎖乳突筋の後縁で甲状軟骨上縁の高さから顔面部に向かう．顔面部では外眼角に引いた垂線と頬骨下縁の交点を通って耳の前方で終わる．主な骨格筋は僧帽筋（深部に棘下筋，棘上筋），胸鎖乳突筋である．

M-Testの基本24穴：小腸経

後渓 SI3

小指球の尺側で第5中手指節関節の近位陥凹部が後渓に相当する．手を軽く握り，遠位手掌皮線の尺側端を目安にするとよい．

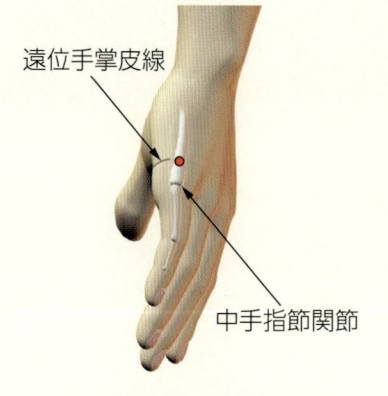

図2-22　後渓

M-Testの基本24穴：小腸経

小海 SI8

尺骨の肘頭と上腕骨内側上顆の間の陥凹部が小海に相当する．この陥凹部は尺骨神経溝であり，肘関節を軽度屈曲させると肘頭と内側上顆の間に触知できる．

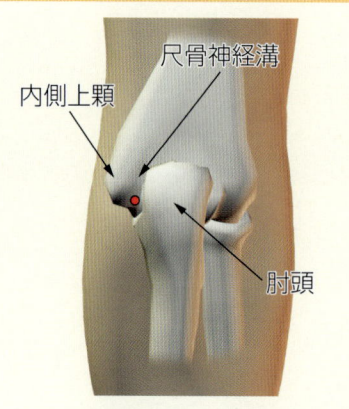

図2-23　小海

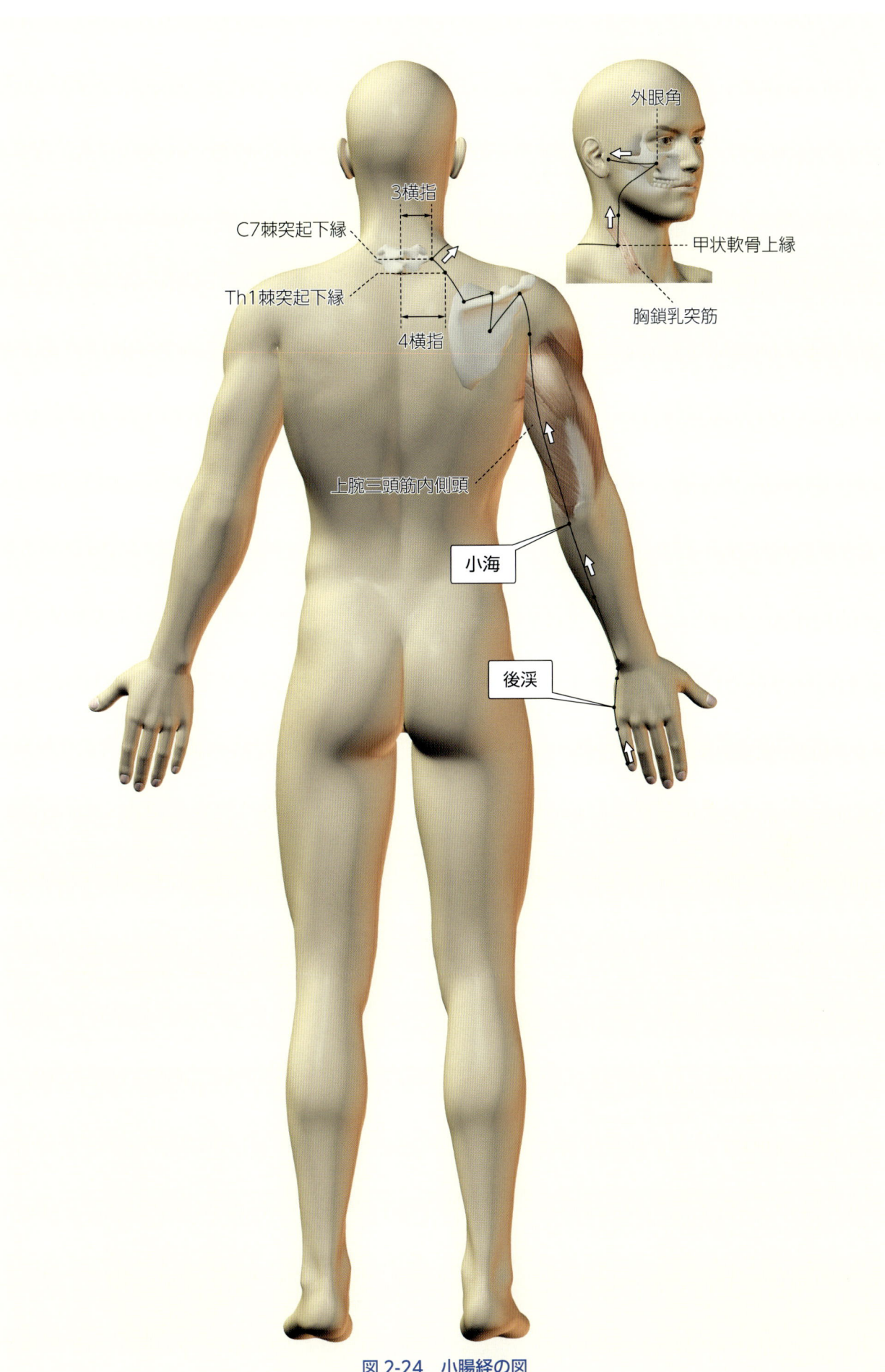

図 2-24 小腸経の図

第 2 章 経絡・経穴について 25

11. 足の太陽膀胱経（BL；Bladder Meridian）

足の太陽膀胱経は顔面部（内眼角の内方）に始まり，足の第5指の外端に終わる．67個の経穴があり，下半身の後面異常に対して用いる．

1 頭（顔面部・頭部），頸（後頸部）

顔面部では内眼角の内方に始まり，前額部から頭頂，後頭部を通って後頸部で2本に分かれる．

2 体幹（背部・腰部），下肢（殿部・大腿部）

後頸部で分かれたうちの1本は後正中線の外方2横指を第4仙骨孔の高さまで下り，仙骨孔から尾骨の外方を経て後大腿部の中央を大腿二頭筋の内縁に沿って膝窩の外方に下り，膝窩の中央へ向かう．もう1本は後正中線の外方4横指を第4仙骨孔の高さまで下り，膝窩の中央で合流する．主な骨格筋は僧帽筋，広背筋，脊柱起立筋，大殿筋，大腿二頭筋である．

3 下肢（下腿部・足）

後下腿部から足では腓腹筋の内側頭と外側頭の間を筋腹とアキレス腱の移行部まで下ったあと，外側の腓骨とアキレス腱の間を踵骨まで下る．さらに外果尖の直下を経て束骨（図2-25）など足の外方を通って，足の第5指の外側端の至陰（図2-26）に終わる．主な骨格筋は腓腹筋，ヒラメ筋である．

M-Testの基本24穴：膀胱経

束骨 BL65

足の外側で第5中足指節関節の近位陥凹部が束骨に相当する．第5中足指節関節の外側にあてた指を近位に向かって滑らせるか，第5中足骨体にあてた指を遠位に向かって滑らせると陥凹部で指が止まる．この陥凹部で足底と足背の皮膚の色が変わる境目を目安にするとよい．

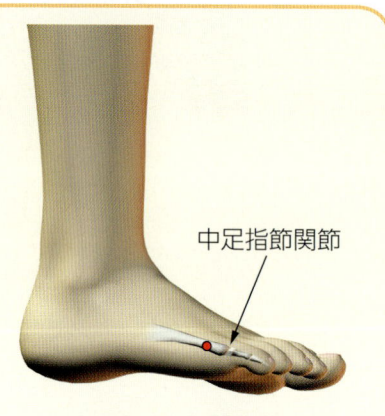

図2-25　束骨

M-Testの基本24穴：膀胱経

至陰 BL67

足の第5指の爪甲基底部に引いた線（A）と外側縁に引いた線（B）の交点が至陰に相当する．

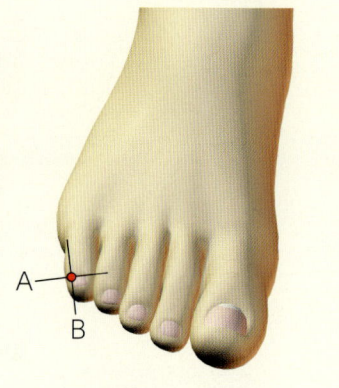

図2-26　至陰

図 2-27 膀胱経の図

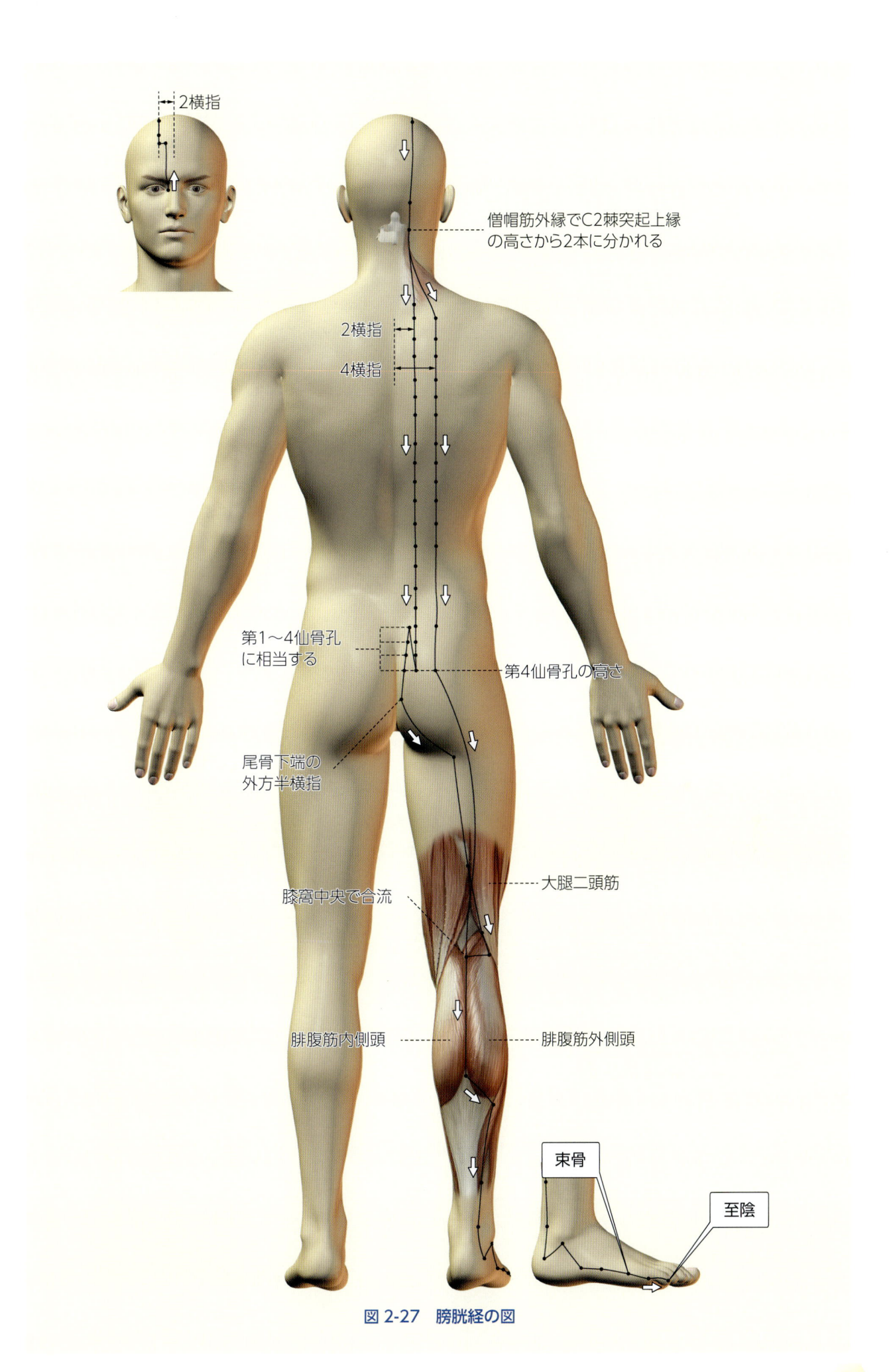

第 2 章 経絡・経穴について

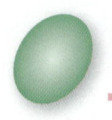

12. 足の少陰腎経 (KI ; Kidney Meridian)

足の少陰腎経は足底部に始まり，前胸部に終わる．27個の経穴があり，下半身の後面異常に対して用いる．

1 下肢（足・下腿部，大腿部）

足底部の湧泉（図 2-28）に始まり，足の内側を通って足関節へ向かう．下腿部では脛骨内果の後方をめぐって復溜（図 2-29）を通り，腓腹筋の内側頭を上がって，膝窩の内端（半腱様筋腱と半膜様筋腱の間）に向かう．大腿部では膝窩の内端から会陰部へ向かう．主な骨格筋は腓腹筋内側頭，半腱様筋，半膜様筋である．

2 体幹（腹部・胸部）

会陰部へと上がってきた流れは恥骨結合上縁の高さで腹部に出る．前正中線から外方半横指を臍から8横指上の高さまで上がる．胸部では第5肋間で前正中線からの距離が3横指となり第1肋間まで上がって終わる．主な骨格筋は腹直筋，大胸筋である．

M-Testの基本24穴：腎経

湧泉 KI1

足底部の踵と第2・3指の間（指を除く）を結ぶ線上で，前方から3分の1が湧泉に相当する．足指を屈曲させて前方の最も陥凹するところを目安にするとよい．

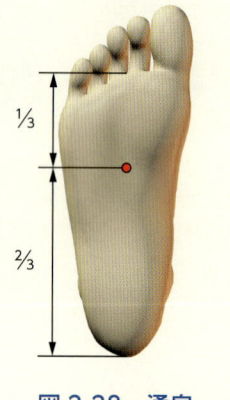

図 2-28　湧泉

M-Testの基本24穴：腎経

復溜 KI7

脛骨内果尖の上3横指の高さでアキレス腱の前縁が復溜に相当する．

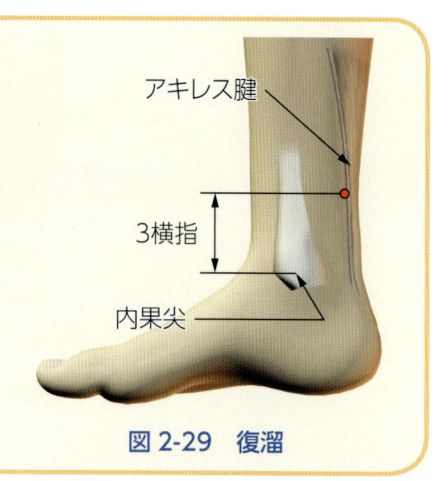

図 2-29　復溜

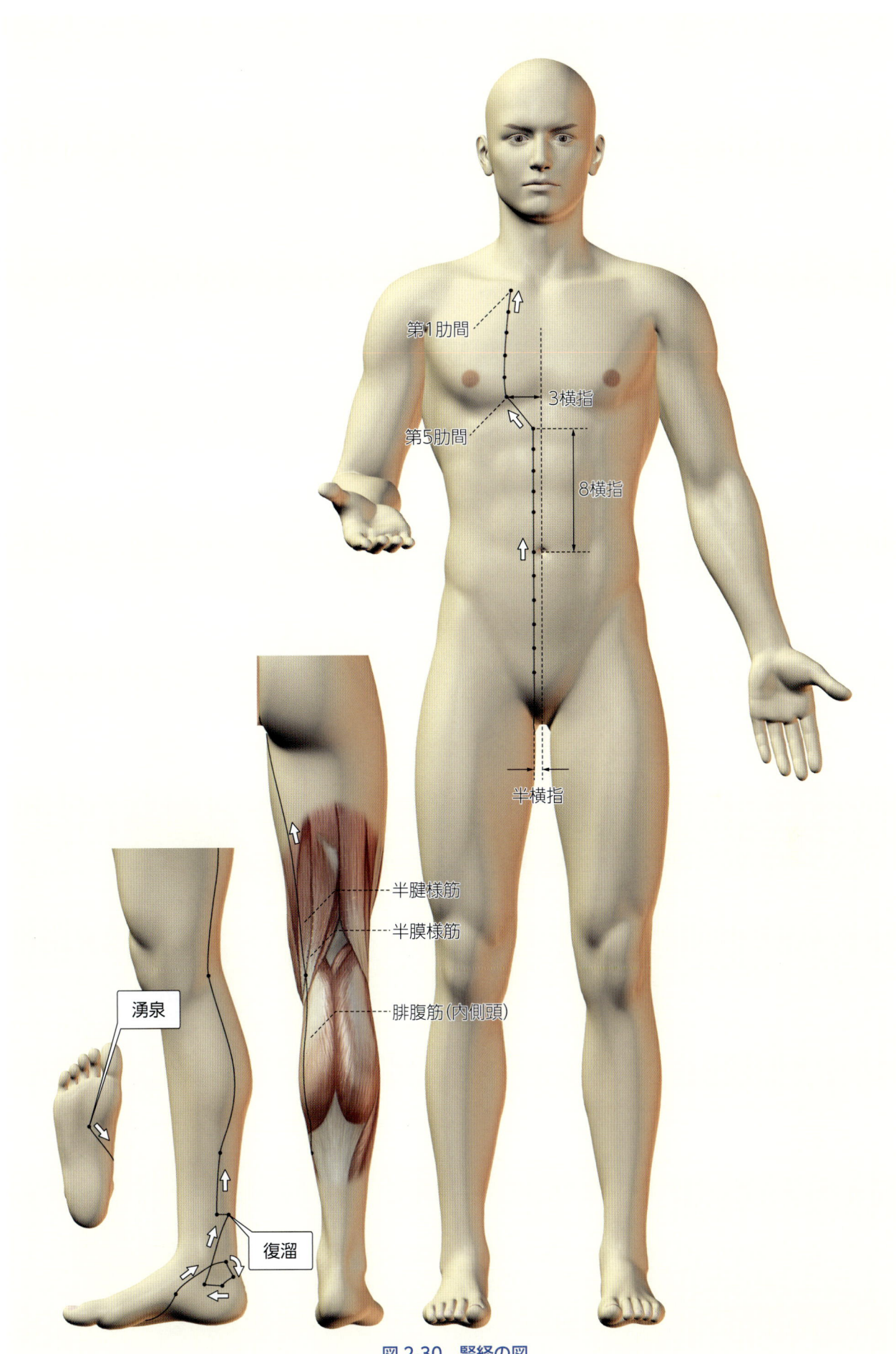

図 2-30　腎経の図

第 2 章　経絡・経穴について

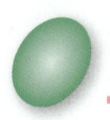

13. 手の厥陰心包経（PC；Pericardium Meridian）

手の厥陰心包経は胸部に始まり，手の第3指（中指）の先端または橈側端に終わる．9個の経穴があり，上半身の側面異常に対して用いる．

1 体幹（胸部）

前正中線から外方6横指の第4肋間に始まり，上がって上肢へ向かう．主な骨格筋は大胸筋である．

2 上肢（肩・上腕部・前腕部）

肩では三角筋鎖骨部を，上腕部では上腕二頭筋の中央を通って，肘窩の上腕二頭筋腱の尺側縁に向かう．前腕部では上腕二頭筋腱の尺側縁から手関節の大陵（**図 2-31**）へ向かう．主な骨格筋は三角筋（鎖骨部），上腕二頭筋，橈側手根屈筋である．

3 上肢（手）

手では掌側面で第4・5中手骨の間を通って，中指の先端または橈側端の中衝（**図 2-32**）に終わる．

M-Test の基本 24 穴：心包経

大陵 PC7

手関節横紋上で長掌筋腱と橈側手根屈筋腱の間が大陵に相当する．手を握ったまま手関節を屈曲させると，複数の腱が確認できる．このうち中央に現れるのが長掌筋腱で，その橈側に確認できるのが橈側手根屈筋腱である．

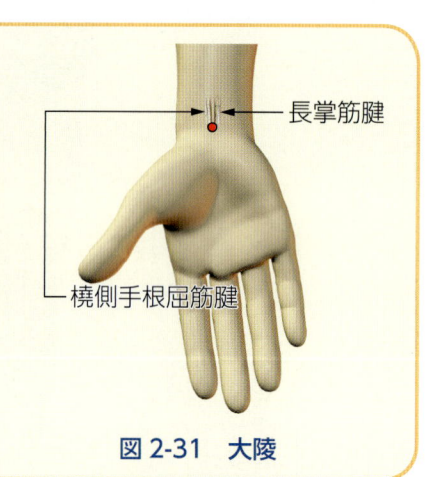

図 2-31　大陵

M-Test の基本 24 穴：心包経

中衝 PC9

中衝は WHO の合意で2つの説を併記することとなっている．ひとつは中指の先端を中衝とするもので，もうひとつは中指の爪甲基底部に引いた線（A）と橈側縁に引いた線（B）の交点を中衝とするものである．M-Test では後者を基本としているが，状況に応じて使い分けるとよい．

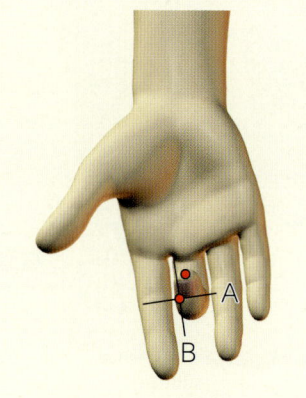

図 2-32　中衝

図 2-33 心包経の図

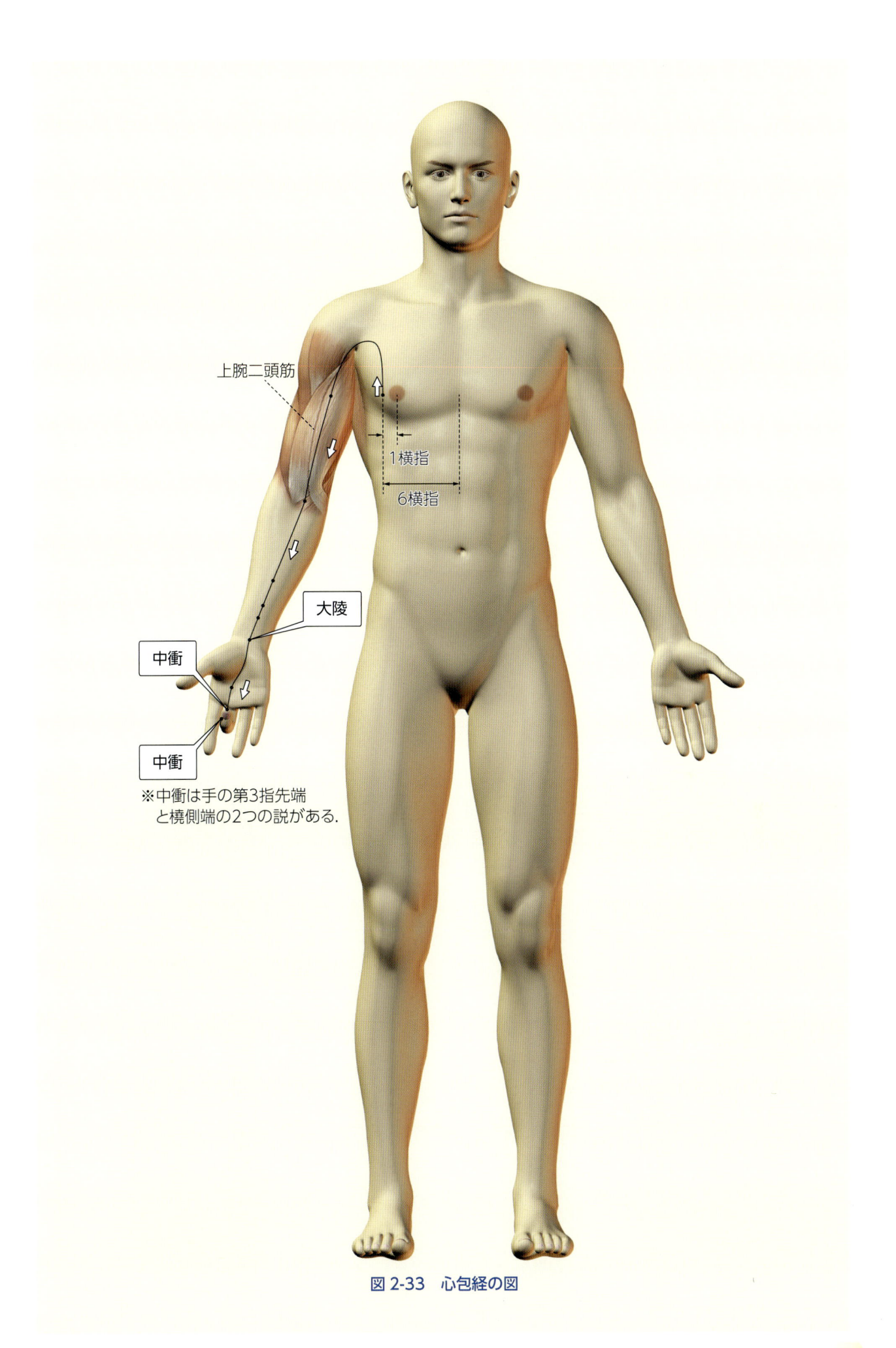

第 2 章 経絡・経穴について

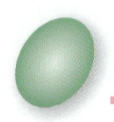

14. 手の少陽三焦経（TE；Triple Energizer Meridian）

手の少陽三焦経は手の第4指（薬指）の尺側端に始まり，顔面部（眉毛の外端）に終わる．23個の経穴があり，上半身の側面異常に対して用いる．

1 上肢（手・前腕部）

薬指の尺側端に始まり，第4・5中手骨の間の中渚（図2-30）を通って手関節背側面の中央へ向かう．前腕部では手関節背側面の中央から肘頭窩の天井（図2-31）へ向かう．主な骨格筋は小指伸筋，総指伸筋である．

2 上肢（上腕部・肩）

上腕部では天井から肩峰角と上腕骨大結節の間へ向かう．この部位は，上肢を90°外転させると肩峰の前後に2つの陥凹部が現れる．このうち後ろの陥凹部を目安にするとよい．主な骨格筋は上腕三頭筋，三角筋肩甲棘部である．

3 体幹（背部），後頚部，頭部

背部の肩甲骨上角を経て，頚部へ向かう．頚部では胸鎖乳突筋の後縁で下顎角の高さから側頭部へ向かう．側頭部では耳の周りをめぐって顔面部で眉毛の外端に終わる．主な骨格筋は僧帽筋と胸鎖乳突筋である．

M-Testの基本24穴：三焦経

中渚 TE3

手背で第4・5中手指節関節の近位陥凹部が中渚に相当する．第4・5中手骨の間にあてた指を遠位に向かって滑らせると指が止まる．この陥凹部を目安にするとよい．

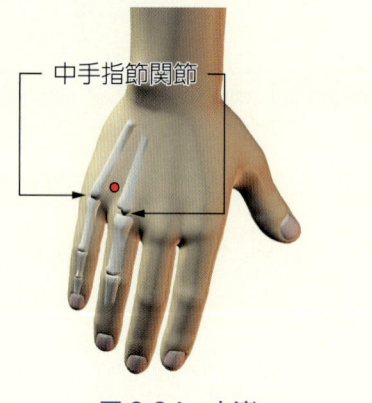

図2-34　中渚

M-Testの基本24穴：三焦経

天井 TE10

肘頭（尺骨）の上1横指の陥凹部が天井に相当する．この陥凹部は肘頭窩であり，肘関節を軽度屈曲させると肘頭の上に触知できる．

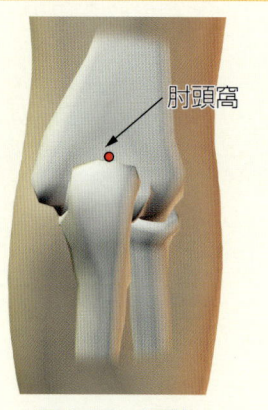

図2-35　天井

図 2-36 三焦経の図

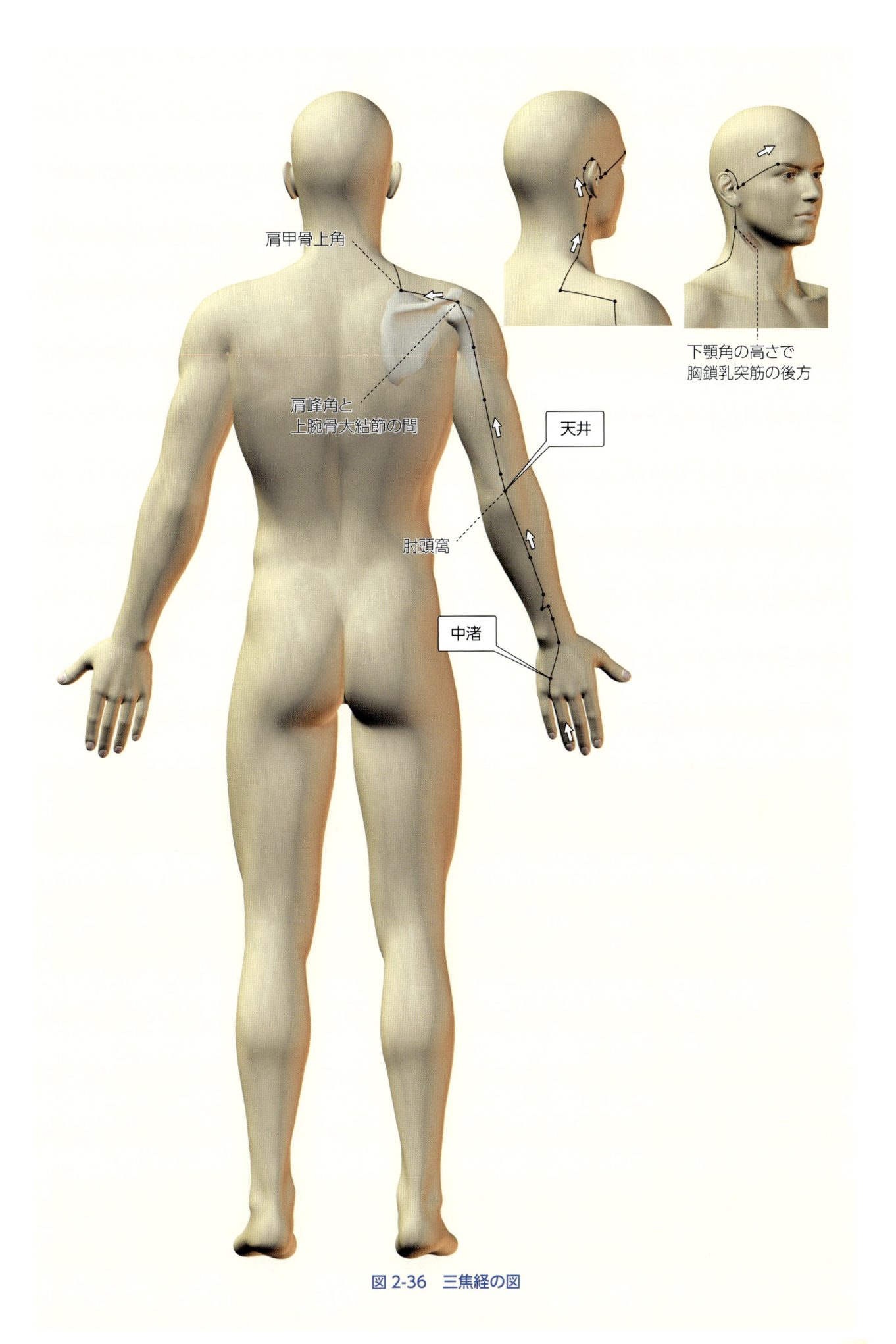

第 2 章 経絡・経穴について 33

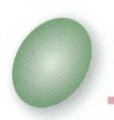

15. 足の少陽胆経（GB；Gallbladder Meridian）

足の少陽胆経は顔面部（外眼角の外方）に始まり，足の第4指の外端に終わる．44個の経穴があり，下半身の側面異常に対して用いる．

1 頭（顔面部），後頚部

顔面部において外眼角の外方に始まり，耳の前方を経て側頭部をめぐり，後頚部を経て背部へ向かう．

2 体幹（背部・胸部・腹部）

背部では第7頚椎棘突起と肩峰外縁を結ぶ線の中点から，前方に向かって進み，側胸部の中腋窩線上の第4肋間へ下り，前方の第7肋間（前正中線の外方5横指）へ向かう．さらに側腹部の第12肋骨の先端を経て上前腸骨棘の内側へと下る．主な骨格筋は僧帽筋，大胸筋，外腹斜筋，内腹斜筋である．

3 下肢（大腿部・下腿部・足）

大腿部では大転子の後方から腸脛靱帯の後縁に沿って下り，下腿部では腓骨頭の前方から陽輔（図2-37）を経て，腓骨外果の前方へと下る．足背部では第4・5中足骨の間から侠渓（図2-38）を通って，足の第4指の外端に終わる．主な骨格筋は大殿筋，腸脛靱帯，長腓骨筋である．

M-Testの基本24穴：胆経

陽輔 GB38

外果尖（腓骨）の上5横指の高さで腓骨の前縁が陽輔に相当する．

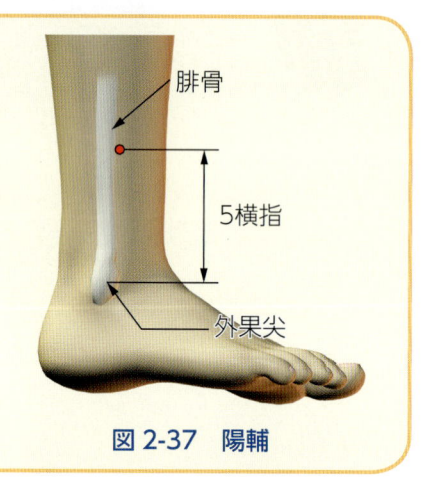

図2-37　陽輔

M-Testの基本24穴：胆経

侠渓 GB43

第4・5指の間で中足指節関節の遠位が侠渓に相当する．みずかき（指の間の皮膜）の近位で，足背と足底の皮膚の色が変わる境目を目安にするとよい．

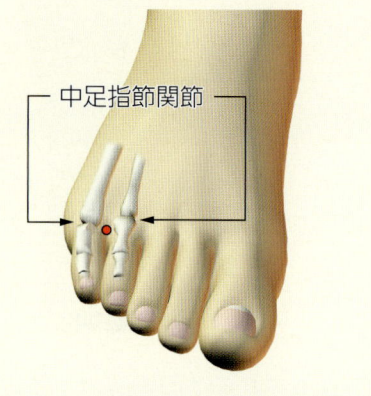

図2-38　侠渓

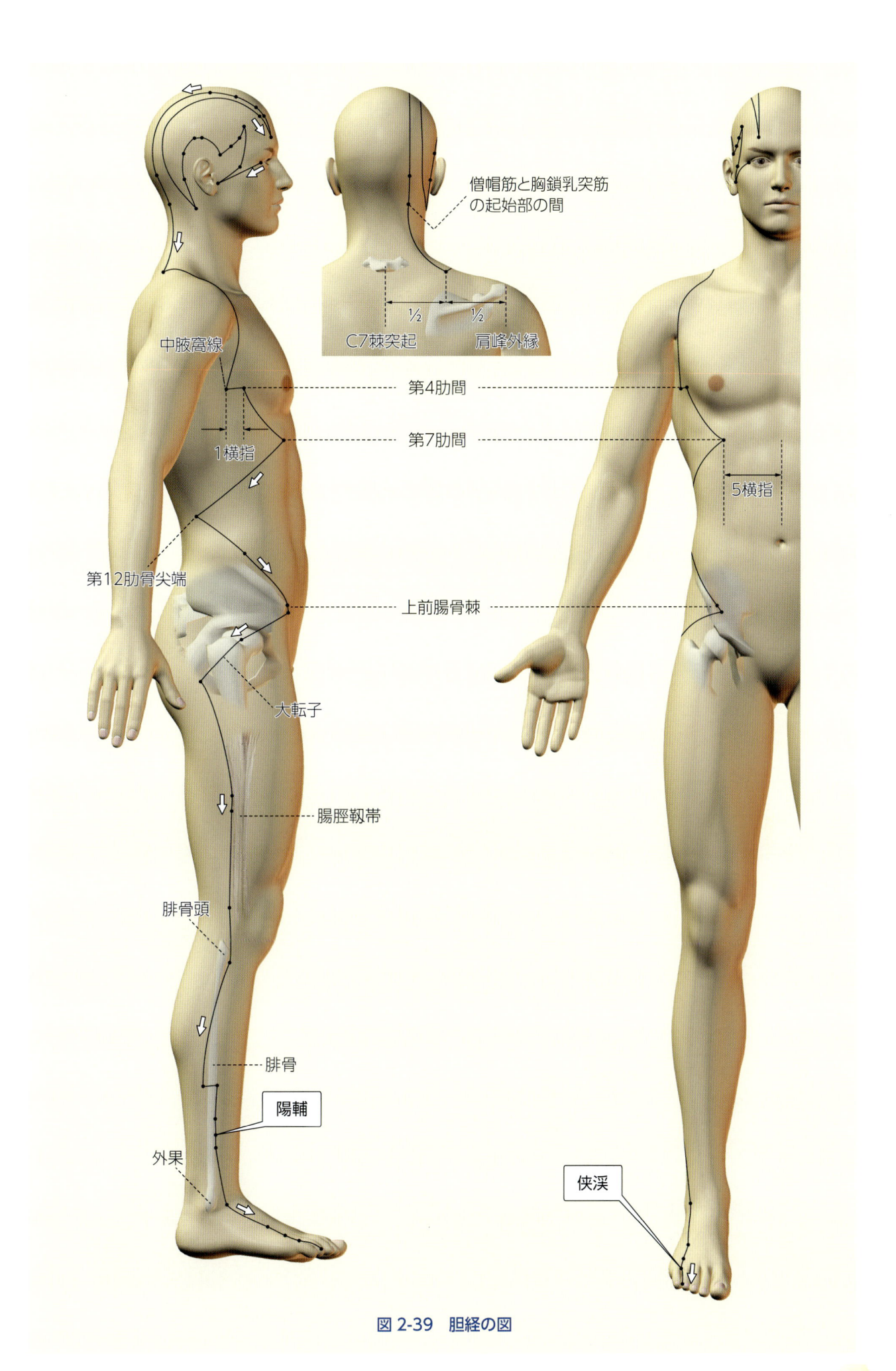

僧帽筋と胸鎖乳突筋
の起始部の間

½　½
C7棘突起　肩峰外縁

中腋窩線
第4肋間
第7肋間
1横指
5横指
第12肋骨尖端
上前腸骨棘
大転子
腸脛靱帯
腓骨頭
腓骨
陽輔
外果
侠渓

図 2-39　胆経の図

第 2 章　経絡・経穴について　35

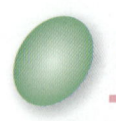

16. 足の厥陰肝経（LR；Liver Meridian）

足の厥陰肝経は足の第1指の外側端に始まり，前胸部に終わる．14個の経穴があり，下半身の側面異常に対して用いる．

① 下肢（足・下腿部）

足の第1指の外端に始まり，行間（図2-40）から第1・2中足骨の間を通って足関節の脛骨内果尖の前方に向かう．足関節は胃経の解渓（図2-13）と脾経の商丘（図2-17）とを結ぶ線上の中点を目安にするとよい．下腿部では脛骨の前面を通って膝関節の曲泉（図2-41）へ向かう．

② 下肢（大腿部）

大腿部では曲泉から鼠径部の大腿動脈拍動部へ向かう．主な骨格筋は縫工筋，薄筋，大腿内転筋群である．

③ 体幹（腹部・胸部）

腹部では第11肋骨の先端を経て，胸部の前正中線の外方5横指の第6肋間に終わる．主な骨格筋は内腹斜筋，外腹斜筋である．

M-Testの基本24穴：肝経

行間 LR2

第1・2中足指節関節の遠位が行間に相当する．みずかき（指の間の皮膜）の近位で，足背と足底の皮膚の色が変わる境目を目安にするとよい．

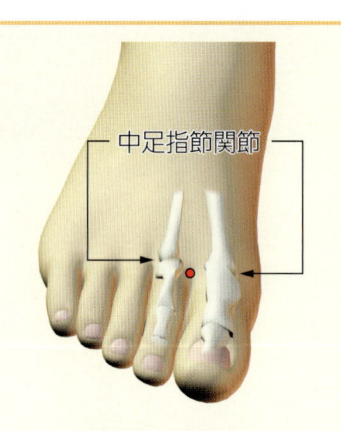

図2-40　行間

M-Testの基本24穴：肝経

曲泉 LR8

膝関節の内側で大腿骨と脛骨の間にあり，半膜様筋腱・半腱様筋腱の前縁が曲泉に相当する．

膝関節を最大に屈曲させてできる横紋の先端あたりを触れると腱を触知することができる．この腱が半膜様筋腱・半腱様筋腱なので，腱の前縁の陥凹部を目安にするとよい．

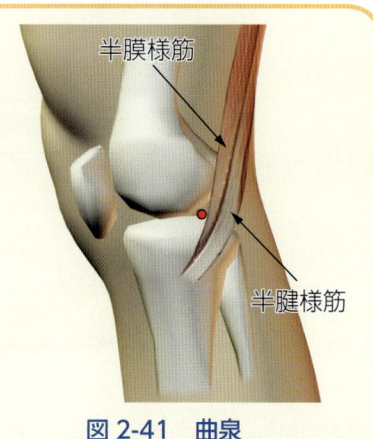

図2-41　曲泉

図 2-42　肝経の図

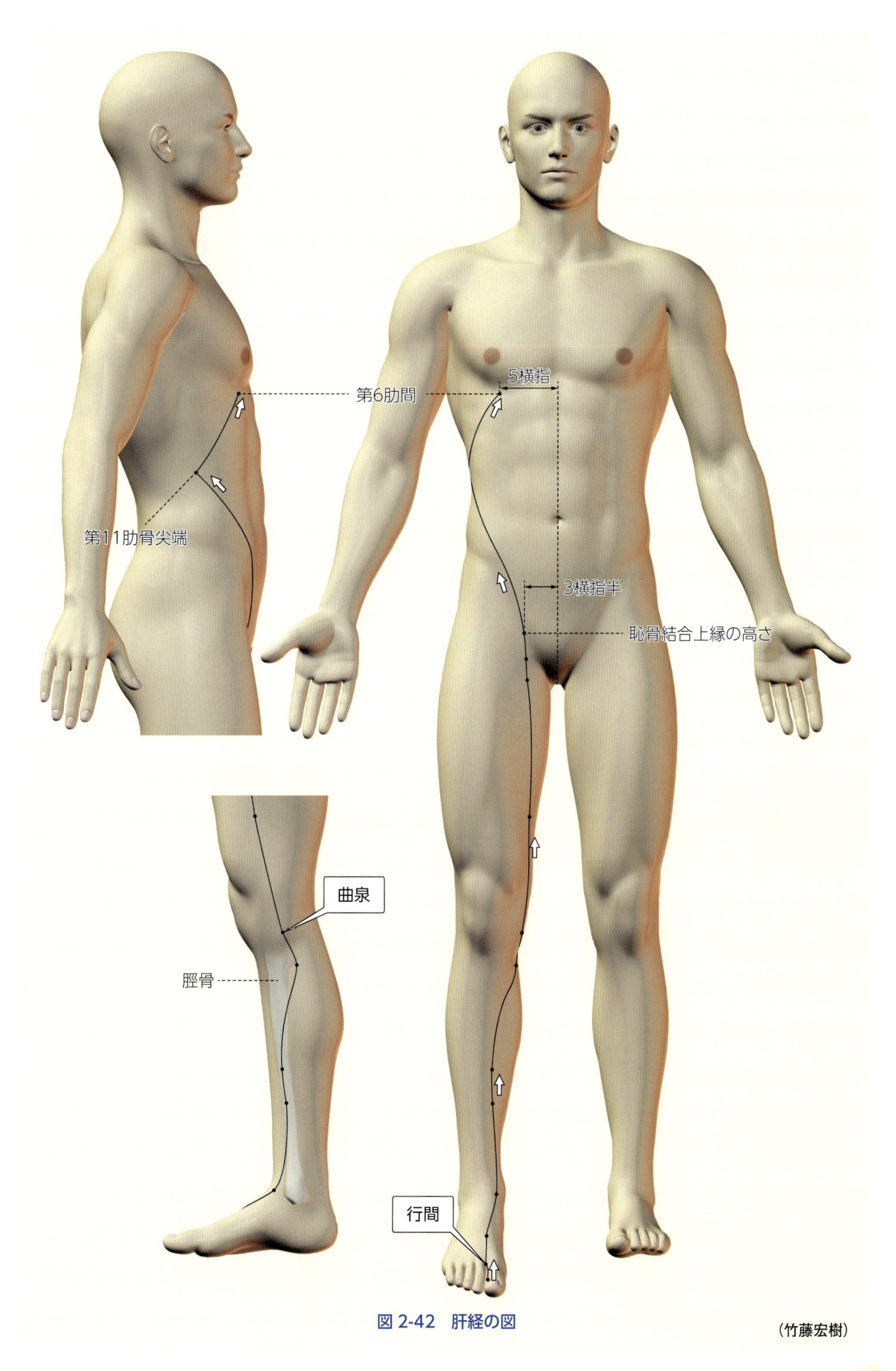

（竹藤宏樹）

第 2 章　経絡・経穴について　37

● 参考文献 ●

1) 窪田金次郎：図説体表解剖学．朝倉書店，1992．
2) World Health Organization：WHO STANDARD ACUPUNCTURE POINT LOCATIONS IN THE WESTERN PACIFIC REGION・World Health Organization, 2008.
3) WHO西太平洋地域事務局：WHO/WPRO 標準経穴部位 日本語公式版．医道の日本社，2009．
4) 教科書執筆小委員会：新版 経絡経穴概論．医道の日本社，2009．
5) 第二次日本経穴委員会・編：詳解・経穴部位完全ガイド 古典からWHO標準へ．医歯薬出版，2009．

第3章 M-Test の基本的な診断と治療手順

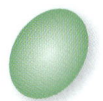

1. 身体全体の動きから身体の状態を診る重要性

1) 全身の連動で生まれる力

　われわれが日常生活を送るとき，1関節だけの身体の動きで済むことは少ない．複数の関節が同時に動き，動かす筋肉も複数同時に働く．また，一見その動作に無関係のように思える箇所も，それなりの働きをして身体動作を補完する．これが，スポーツなどの運動となるとより正確で細やかな動きが要求される．

　たとえば，ボールを投げるとき主に使うのは，手（指や手首），腕，そして肩関節など上肢や上肢帯であるが，これを下半身を使わない座った状態で行ったらどうなるであろうか？普通に立って投げたときよりもスピードははるかに遅く，投げる距離も短くなる．このように，投球動作一つ見ても，主として使われる上肢以外の下肢も動員され，投げるという一連の動作に重要な働きをしている（**図 3-1**）．

　他の例として，仰向けに寝て足の親指で力を込めて壁を押す（**図 3-2**）．すると，足首か

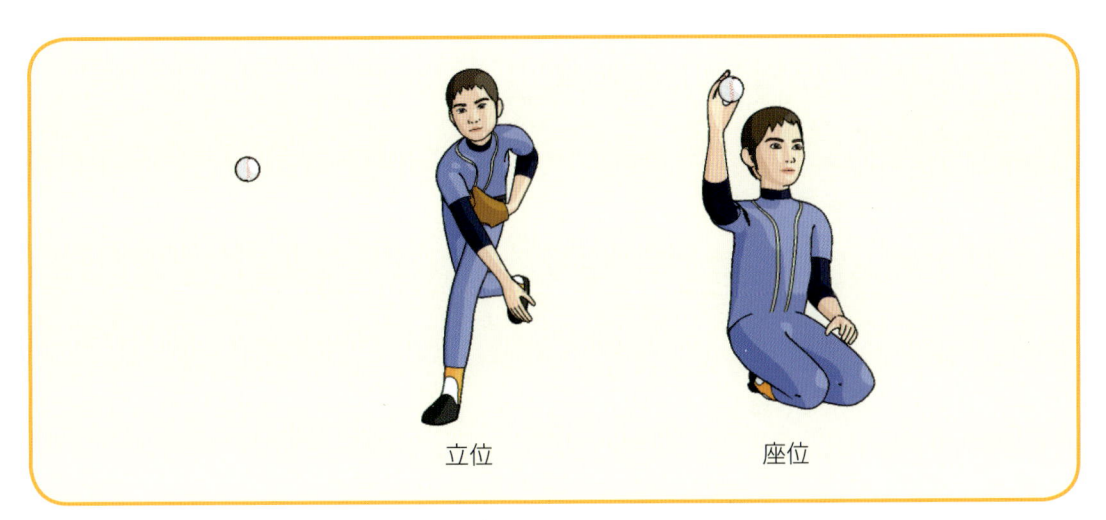

立位　　　座位

図 3-1　投球動作によるスピードの違い

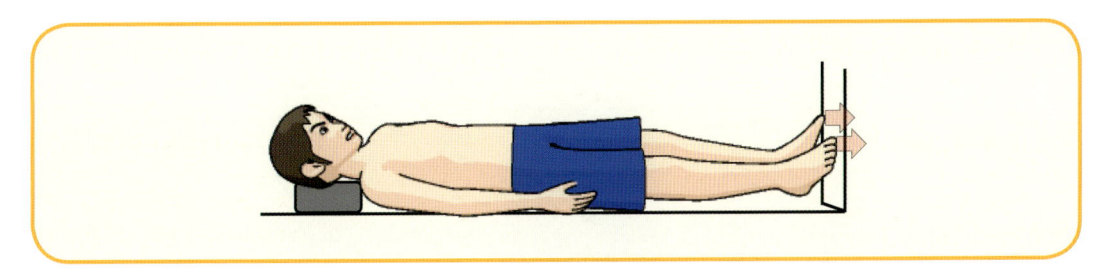

図 3-2　ヒトの動きは多関節・多軸

ら膝関節，大腿，腹筋，首そして顔まで，全身が使われて力を出そうとする．このように，全力を出さなければならないときには，主として使われる箇所とともに，それ以外の箇所も動員して大きな力を発揮していることが分かる．

2）身体の動きと障害

運動を例にあげてみたい．運動種目が異なれば動きは異なる．したがって，使う身体箇所も異なる．主として使う箇所は疲労しやすいため，運動のためには，日頃のトレーニングにより，疲労しにくく，より力が発揮しやすい状態に鍛える必要がある．しかしながら，ある箇所に負荷を繰り返し与えすぎると金属疲労のように筋肉や関節など軟部組織を傷つけてしまう．

繰り返し使われることで身体は傷つくことが多いが，その箇所だけで済まない場合もある．身体のある箇所が傷つくと，痛みなどにより普段と同じ働きが難しくなる．しかしながら，なおも同じ動作を行う必要があるときには，普段あまり使わない箇所を動員してその動作を行おうとする．このさい，いつも使われていない箇所は，日頃から鍛えられておらず，臨時の負荷に対して早期に疲労しやすい欠点があり，そうなると疲労は身体全体へと波及する．それが負の連鎖を招き，二次障害となることも当然ありうる．

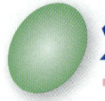

2. 痛みの出る箇所と原因

1）腰痛を例として

腰痛には前かがみで痛みが誘発される腰痛もあれば，後ろそらしで誘発される腰痛もある（**図 3-3**）．この異なる腰痛に対して，M-Test では治療内容を異にする．このように，同じ腰痛といっても性質が異なれば治療内容も異なる．これは，漢方で行われている「同病異治」と同じ考え方ともいえる．

2）胃痛を例として

胃痛のときには前かがみの姿勢を取りがちである．胃が痛いとき，身体をのけぞらして楽になることはまずない（**図 3-4**）．このように，本人にとって楽になる姿勢から，治療すべき箇所を導き出すことが M-Test では可能である．また，胃痛と腰痛とは病名は異なるが，同じ前かがみで痛みが楽になれば，治療方法が同じとなる場合がある．これは異なる病気だが治療が同じとなり，「異病同治」と同じ考え方だともいえる．

このように，痛みの箇所だけにとらわれるのではなく，全身をチェックして治療やケアをする箇所を見つけ出すのが M-Test の特徴といえる．

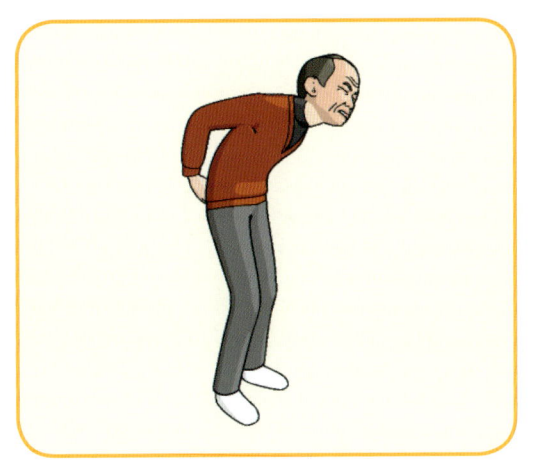

図 3-3　腰痛時によくある姿勢

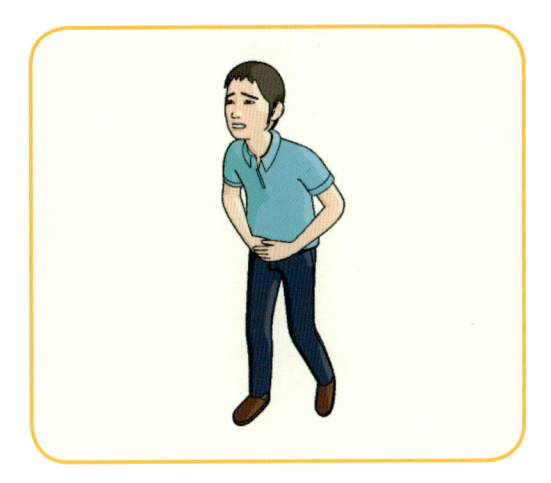

図 3-4　胃痛時によくとりがちな姿勢

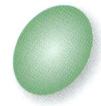

3. 全身のバランスを診ることの重要性

　M-Test は，全身のバランス状態やいつもと異なった状態を早期のうちに見つけだすツールとなる．

　M-Test は，通常身体に異常がなければ問題なく行うことができる単純な動作で構成される．しかもその動作は身体動作の基本となる動作である．この普通であればできて当たり前の動作で構成されているところが M-Test の最大の特徴である．

　たとえば，走る動作はスポーツの種目が異なってもほとんどのスポーツの基本となる動作といえる．直線上を走る動作は，主に，身体の前面と後面の筋肉を伸縮させる動作を繰り返す動きである．M-Test は，この身体の前面と後面がいつもと同じいい状態でバランスよくスムーズに動いているかを簡便にチェックすることができる（**図 3-5**）．

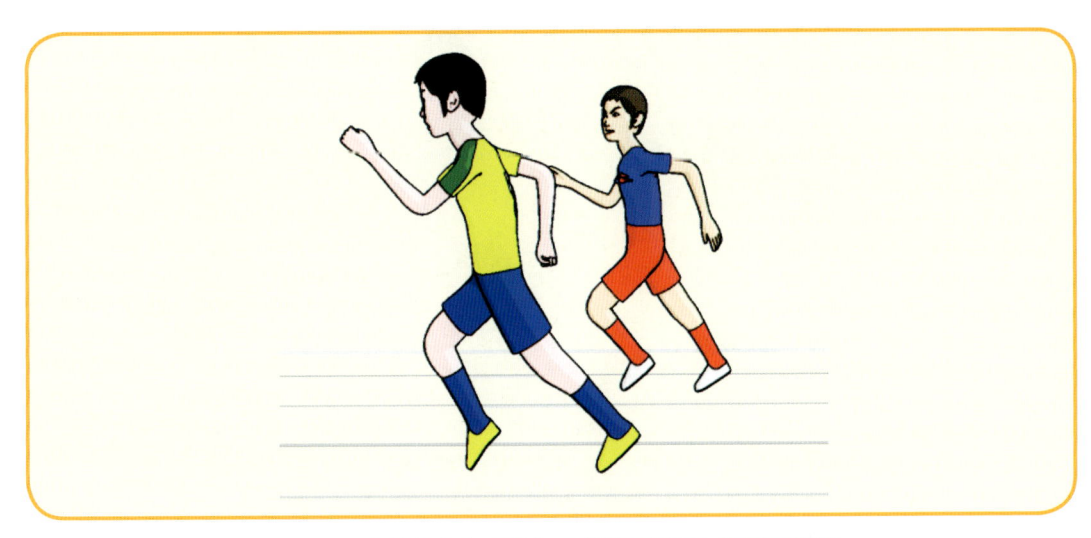

図 3-5　直線上を走る動作で身体の前面と後面の伸縮

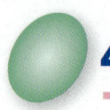

4. 身体と経絡の動き

　たとえば，右の下肢と左の下肢で同じ動きをさせたにもかかわらず関節可動域に違いがある場合，左右のバランスは同じといえない．左右のバランスが同じでなくても身体は動かせる．しかしながら，左右のバランスを同じにすることで身体の安定性が増し，故障しにくいなど良い影響が与えられると考えられる．

　身体動作に対する制限を制限動作と表現する．M-Test では，制限動作があった場合には，身体上に伸びにくい，動かしにくい状態が形成されていると考え，また，この伸びにくい箇所は経絡上あるいは筋肉や皮膚上に存在していると考える．

　身体は，傷ついた箇所をすすんで伸ばすことはあまりしない．前述した腰痛や胃痛の例でも，痛みから逃げる方向に姿勢をとりがちである．そのほうが，楽であるからである．痛みが伴うときは，多くの例で痛い箇所を縮め，伸張させない姿勢をとる．

　このように，筋を収縮させる際に痛むという例を除いて，痛む箇所は縮むときより，伸ばされるときに痛みや張りを感じやすい．M-Test を行うことで，この伸びにくい状態は，痛み以外に筋肉が疲労している段階でもはっきり検出することができる．しかも本人が気づかないレベルの疲労でさえも，M-Test の動作をすることでいつもと異なっていると気づかされることがよくある．

　図 3-6 のような頚部痛の不定愁訴があった場合，制限を受けている動きを M-Test で確認する．たとえば，頚を上に向けるという動きで，症状を増悪したり誘発したり出現させるようであれば，この動きに相当する経絡の異常と見なすことで必要な治療が判断可能となる．経絡を指標に身体を動かし伸展させることで，患者自身も気づいていない身体の異常を見つけることができ，そのまま必要な治療につなげられるのである．

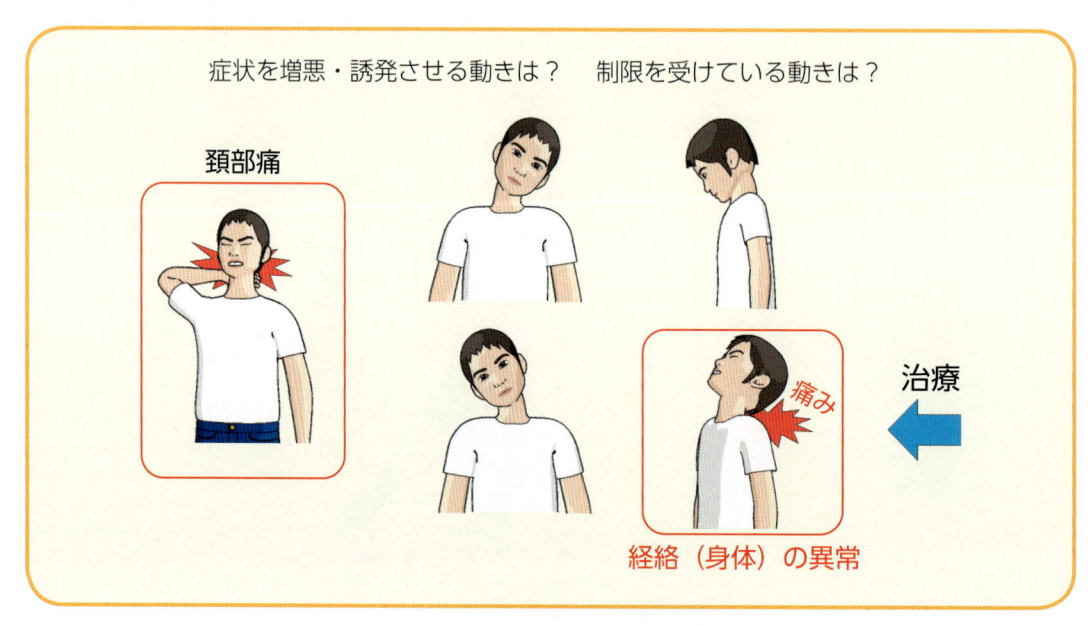

図 3-6　経絡を指標とした身体の動作

5. 経絡分布と M-Test

1) 全身の前面，後面，側面に走行する経絡

　M-Test で主に用いる経絡は主に 12 経絡である．経脈ともいわれ，縦方向に走行している．この 12 の経絡は，腕に 6 経絡，足に 6 経絡走行している．また，M-Test を行うときの基本姿勢は気をつけの姿勢で，足を肩幅程度に開いた位置となる．解剖学的姿位とは異なる．動作の種類や患者の症状などによっては，座位をとる場合もある（図 3-7）．

　「気をつけ」の姿勢で経絡の走行を見ると，興味深いのは，前面，後面，そして側面の 3 面に，みごとに 6 経絡が 2 本ずつ走行していることである．すなわち，手の前面（上半身前面）に，手の太陰肺経（LU），手の陽明大腸経（LI），手の後面（上半身後面）に，手の少陰心経（HT），手の太陽小腸経（SI），そして，手の側面（上半身側面）では，内側面に手の厥陰心包経（PC），外側面に手の少陽三焦経（TE）がそれぞれ走行している．

　足を走行する経絡は，足の前面（下半身前面）に，足の陽明胃経（ST），足の太陰脾経（SP），足の後面（下半身後面）に，足の太陽膀胱経（BL），足の少陰腎経（KI），足の側面（下半身側面）では，内側面に足の厥陰肝経（LR）と外側面に足の少陽胆経（GB）がそれぞれ走行している（図 3-8）．

2) 30 動作 6 ブロックの考え方

　M-Test では全身の動作を，前面・後面・側面の 3 面と，上半身・下半身の 6 ブロック（A ～ F ブロック）に分け，所見用紙にチェックしていく．全身をブロックに分けることにより，どのブロックに動きの悪さが多いか，あるいは動きの悪いブロックと他のブロックとの関係を所見用紙から観察できる．言い換えると，身体のバランスの崩れがどの程度なのか，また痛い箇所以外に他の箇所が影響を受けている可能性を推測でき，治療効果を上げることにつ

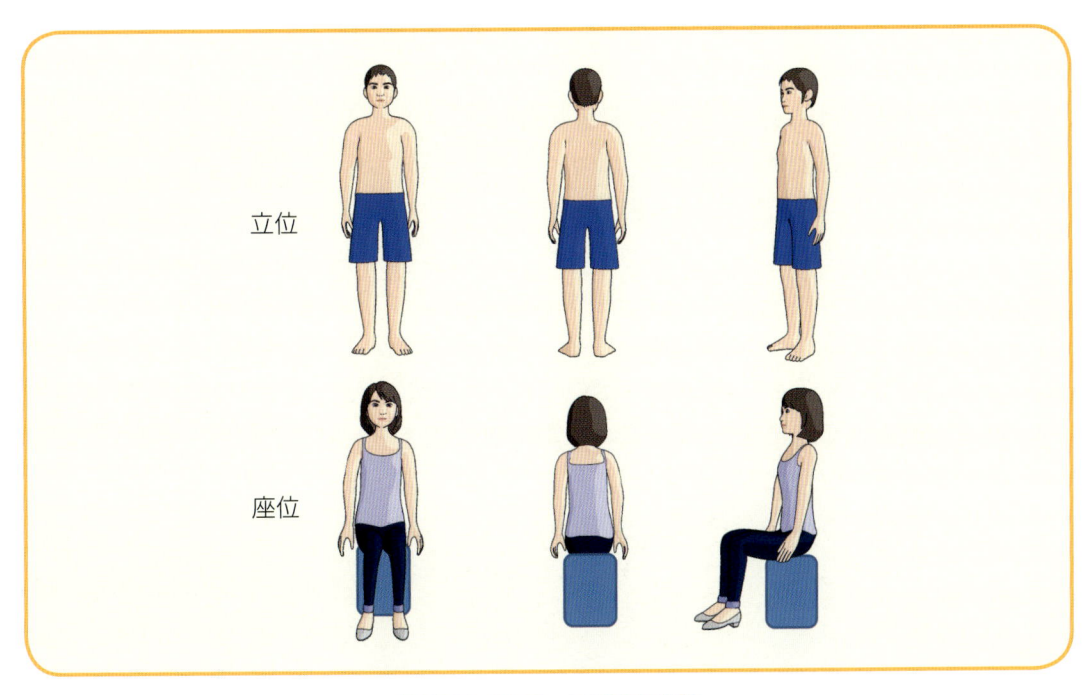

図 3-7　M-Test の基本姿勢

面 (Phase)		陰 (Yin M.)	陽 (Yang M.)
前面 (Anterior)	上肢 (Upper extremity)	肺経 (Lung M.)	大腸経 (Large Intestine M.)
	下肢 (Lower extremity)	脾経 (Spleen M.)	胃経 (Stomach M.)
後面 (Posterior)	上肢 (Upper extremity)	心経 (Heart M.)	小腸経 (Small Intestine M.)
	下肢 (Lower extremity)	腎経 (Kidney M.)	膀胱経 (Bladder M.)
側面 (Lateral-Medial)	上肢 (Upper extremity)	心包経 (Pericardium M.)	三焦経 (Triple Energizer M.)
	下肢 (Lower extremity)	肝経 (Liver M.)	胆経 (Gallbladder M.)

図 3-8　前面，後面，側面の経絡分類

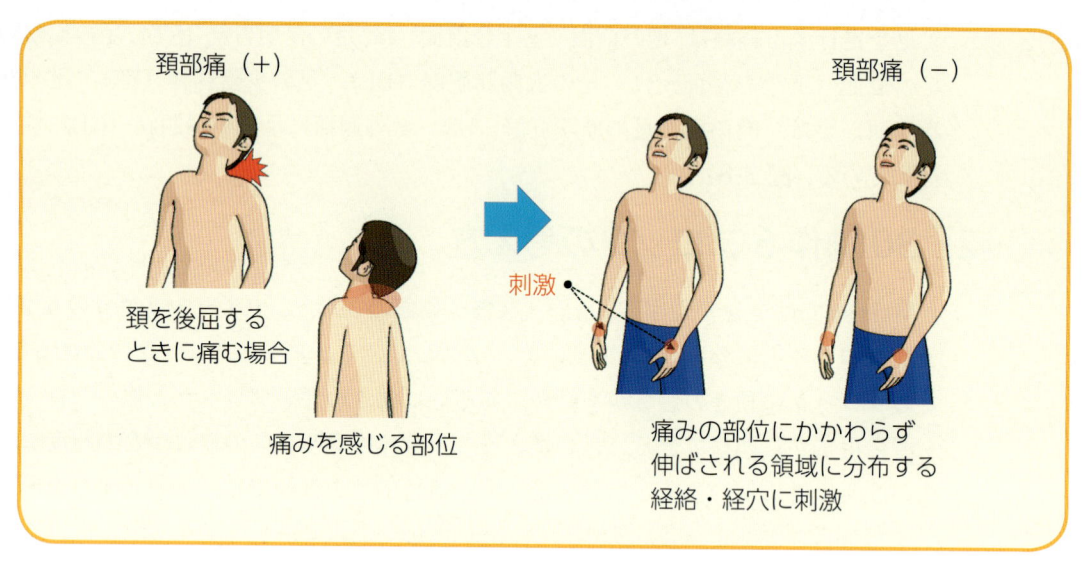

図 3-9　動作で伸展される経絡・経穴に刺激

ながる．M-Test では，動作により痛みがどこに出現してもその動作で伸ばされる領域に分布する経絡・経穴がまずは治療すべき刺激の部位になる（図 3-9）．

6 ブロックを，具体的に図 3-10 に示す．

A ブロックには上半身前面を走行する手の太陰肺経（LU），手の陽明大腸経（LI），B ブロックは上半身後面を走行する手の少陰心経（HT），手の太陽小腸経（SI），C ブロックは上半身側面を走行する手の厥陰心包経（PC）と手の少陽三焦経（TE），D ブロックは下半身前面を走行する足の陽明胃経（ST），足の太陰脾経（SP），E ブロックは下半身後面を走行する足の太陽膀胱経（BL），足の少陰腎経（KI），F ブロックは下半身側面を走行する足の少陽胆経（GB）と足の厥陰肝経（LR）に相当する．また，それぞれのブロックの経絡は表裏の関係にあるという特徴をもつ．

それぞれ互いに近接して分布しており，次項に示す M-Test の基本動作 30 項目に際して近似した負荷がかかる仕組みになっている．

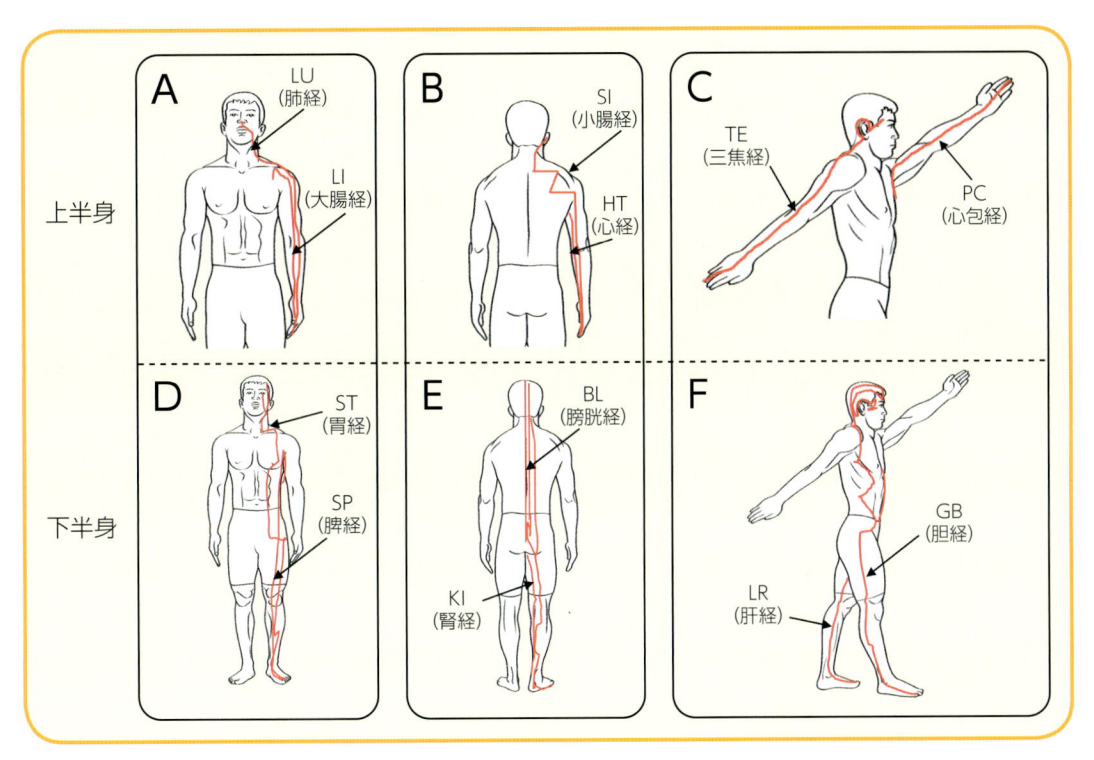

図 3-10　M-Test における経絡分布の分類（6 ブロック）

6. M-Test の各動作

　M-Test で用いる動作は，上半身・下半身，前面・後面・側面の A ブロックから F ブロックまで 6 ブロックに分けられるが，そのブロックごとに M 1 〜 M 30 までの 30 動作を以下に示す．併せて，日常生活で見られる動作例を各ブロックごとに示す．

1) 上半身

　A ブロック（前面の動作）（**図 3-11，12**），B ブロック（後面の動作）（**図 3-13，14**），C ブロック（側面の動作）（**図 3-15，16**）に分類される．

2) 下半身

　D ブロック（前面の動作）（**図 3-17，18**），E ブロック（後面の動作）（**図 3-19，20**），F ブロック（側面の動作）（**図 3-21，22**）に分けられる．

Aブロック 【上半身前面，手の太陰肺経（LU），手の陽明大腸経（LI）】

▶ 前面の動作（Aブロック）

Aブロック【上半身前面，手の太陰肺経（LU），手の陽明大腸経（LI）】に分類される基本動作は，首の動作と上肢の前面伸展動作で構成される．具体的にはM1（頚後屈），M1-A（頚回旋），M4（肩関節伸展），M5（肘関節回内），M12（手関節尺屈）である（**図3-11**）．また，AブロックのM-Testと関連する日常生活における動作例を**図3-12**に示す．

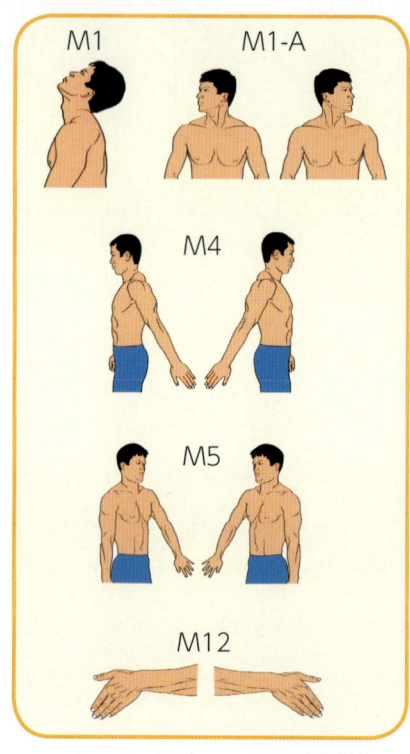

図3-11　Aブロックの基本動作

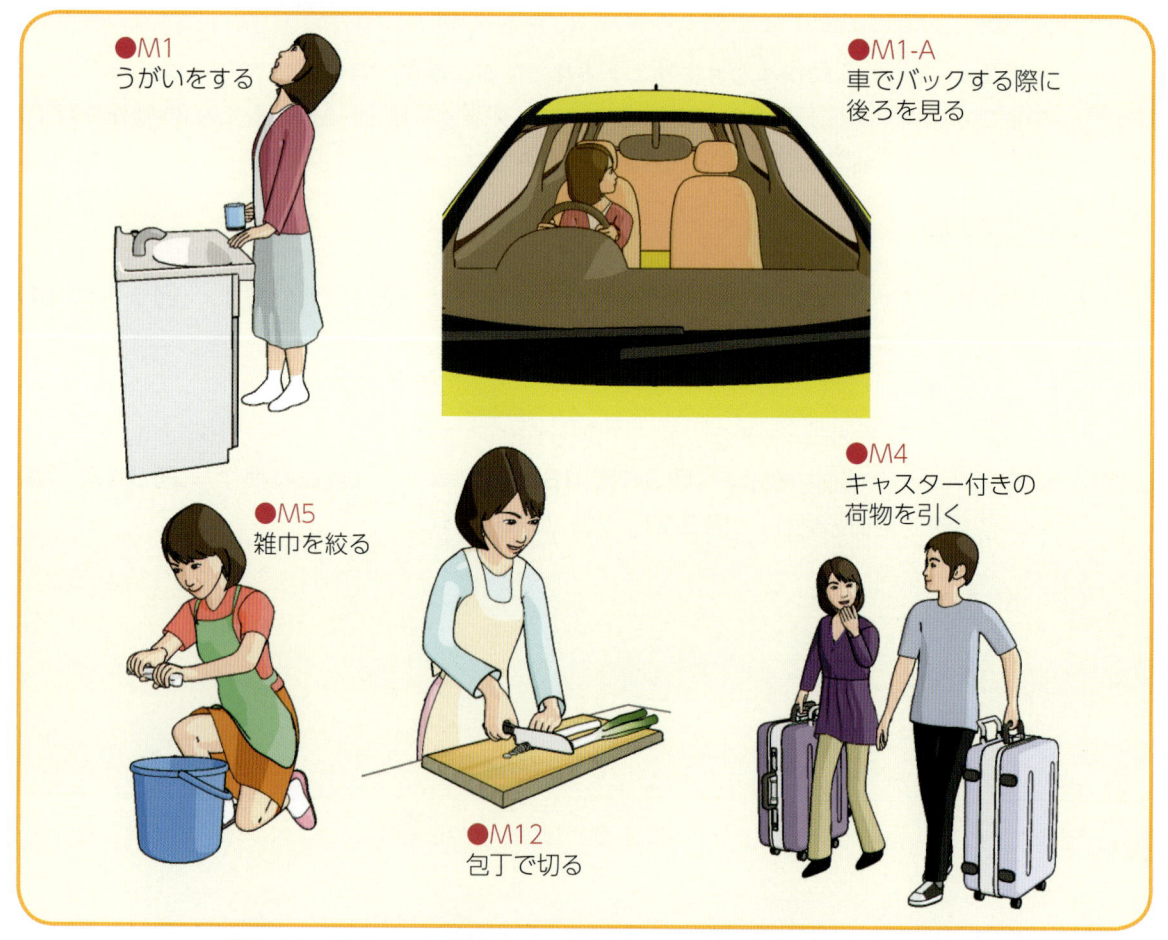

●M1　うがいをする
●M1-A　車でバックする際に後ろを見る
●M5　雑巾を絞る
●M12　包丁で切る
●M4　キャスター付きの荷物を引く

図3-12　M-Testと関連する日常生活における動作例：Aブロック

Bブロック 【上半身後面，手の少陰心経（HT），手の太陽小腸経（SI）】

▶ 後面の動作（Bブロック）

　Bブロック【上半身後面，手の少陰心経（HT），手の太陽小腸経（SI）】に分類される基本動作は，M2（頚前屈），M6（肩関節屈曲），M7（肘関節回外），M13（手関節橈屈）となる（**図3-13**）．また，BブロックのM-Testと関連する日常生活における動作例を**図3-14**に示す．

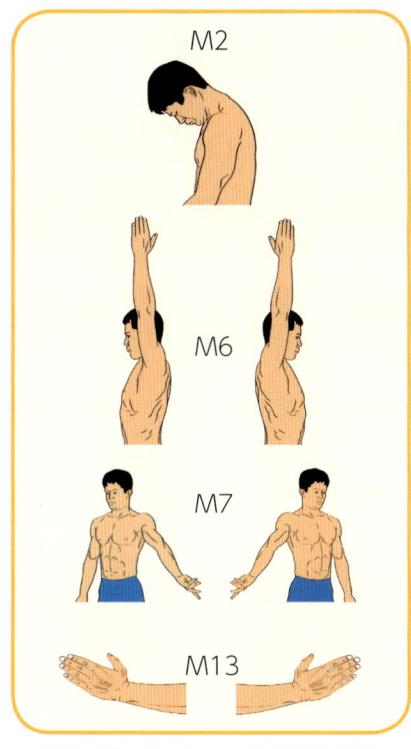

図 3-13　Bブロックの基本動作

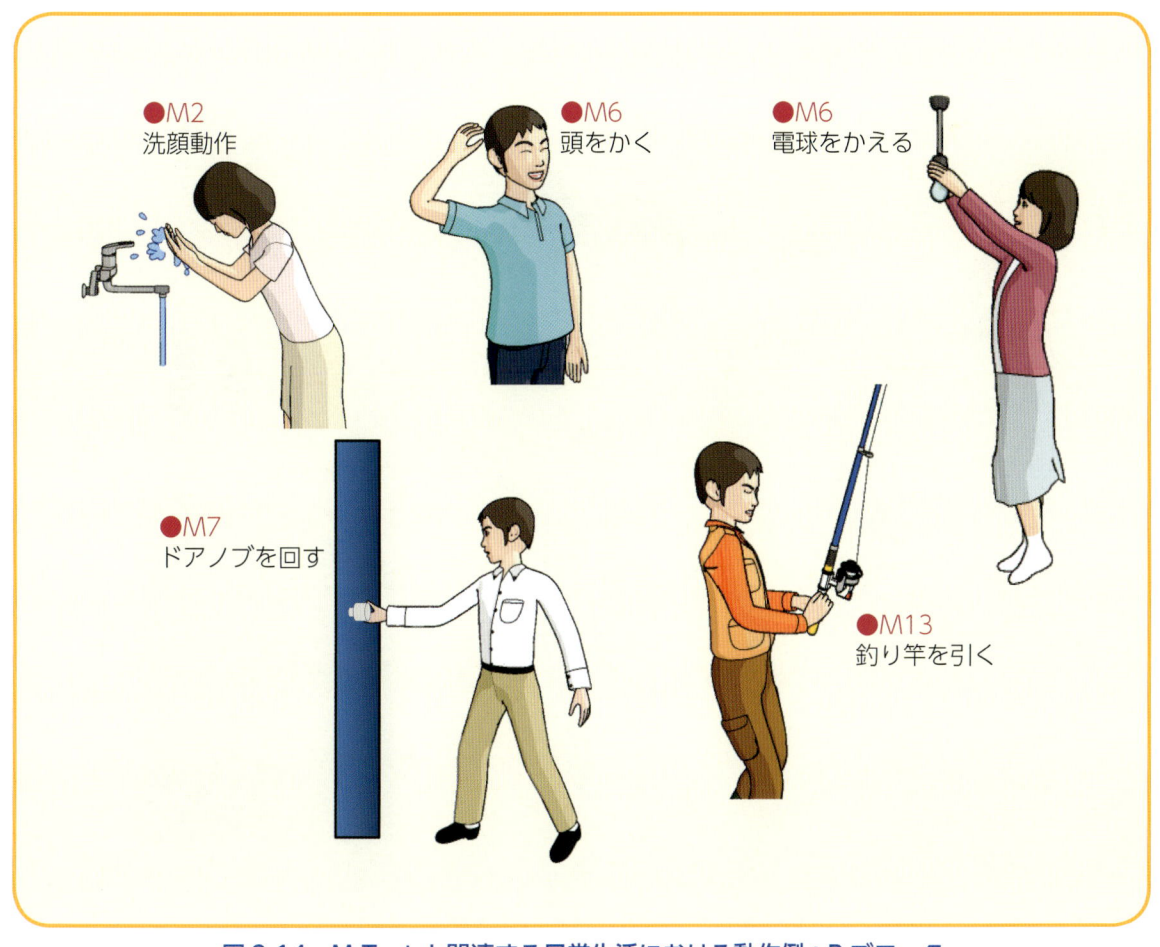

図 3-14　M-Testと関連する日常生活における動作例：Bブロック

Cブロック 【上半身側面，手の厥陰心包経（PC）と手の少陽三焦経（TE）】

▶側面の動作（Cブロック）

　Cブロック【上半身側面，手の厥陰心包経（PC）と手の少陽三焦経（TE）】に分類される基本動作は，M3（頸側屈），M8（肩関節水平屈曲），M9（肘関節屈曲），M10（肩関節水平伸展），M11（肘関節伸展），M14（手関節掌屈），M15（手関節背屈）となる（図3-15）．また，CブロックのM-Testと関連する日常生活における動作例を図3-16に示す．

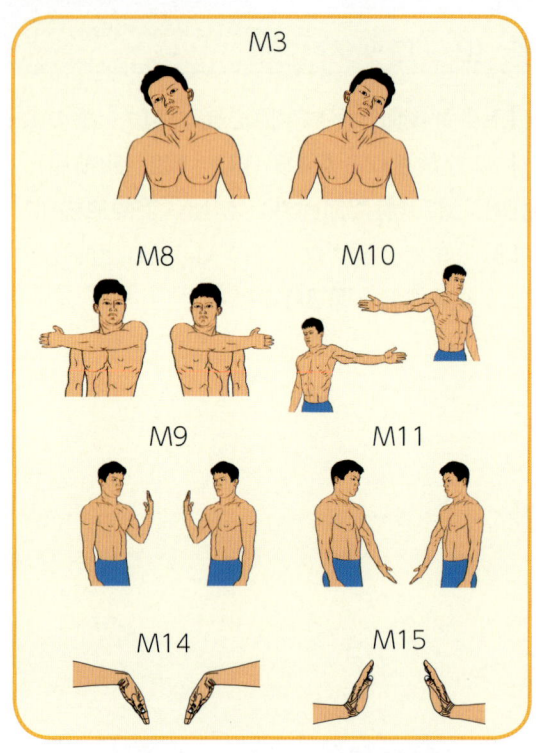

図3-15　Cブロックの基本動作

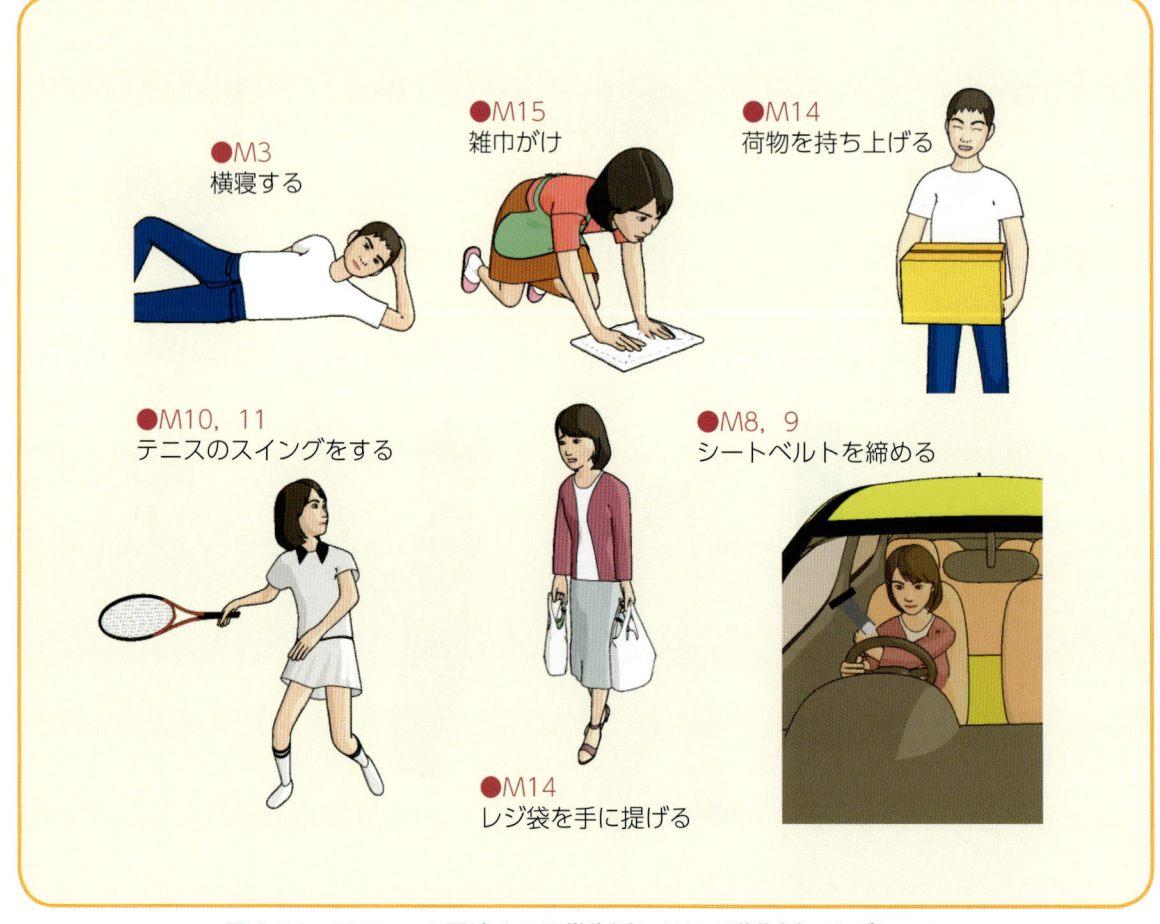

●M3 横寝する
●M15 雑巾がけ
●M14 荷物を持ち上げる
●M10, 11 テニスのスイングをする
●M14 レジ袋を手に提げる
●M8, 9 シートベルトを締める

図3-16　M-Testと関連する日常生活における動作例：Cブロック

D ブロック 【下半身前面，足の陽明胃経（ST），足の太陰脾経（SP）】

▶ 前面の動作（D ブロック）

Dブロック【足の陽明胃経（ST），足の太陰脾経（SP）】に分類される基本動作は，M16（股関節伸展），M17（膝関節屈曲），M23（足関節底屈），M27（体幹後屈）となる（図 3-17）．また，DブロックのM-Testと関連する日常生活における動作例を図 3-18 に示す．

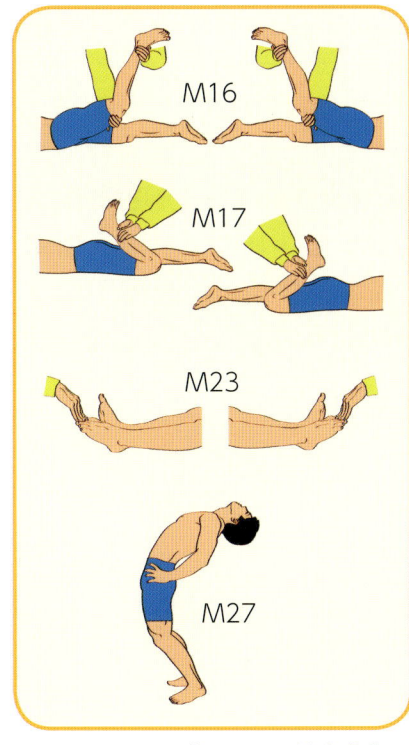

図 3-17　D ブロックの基本動作

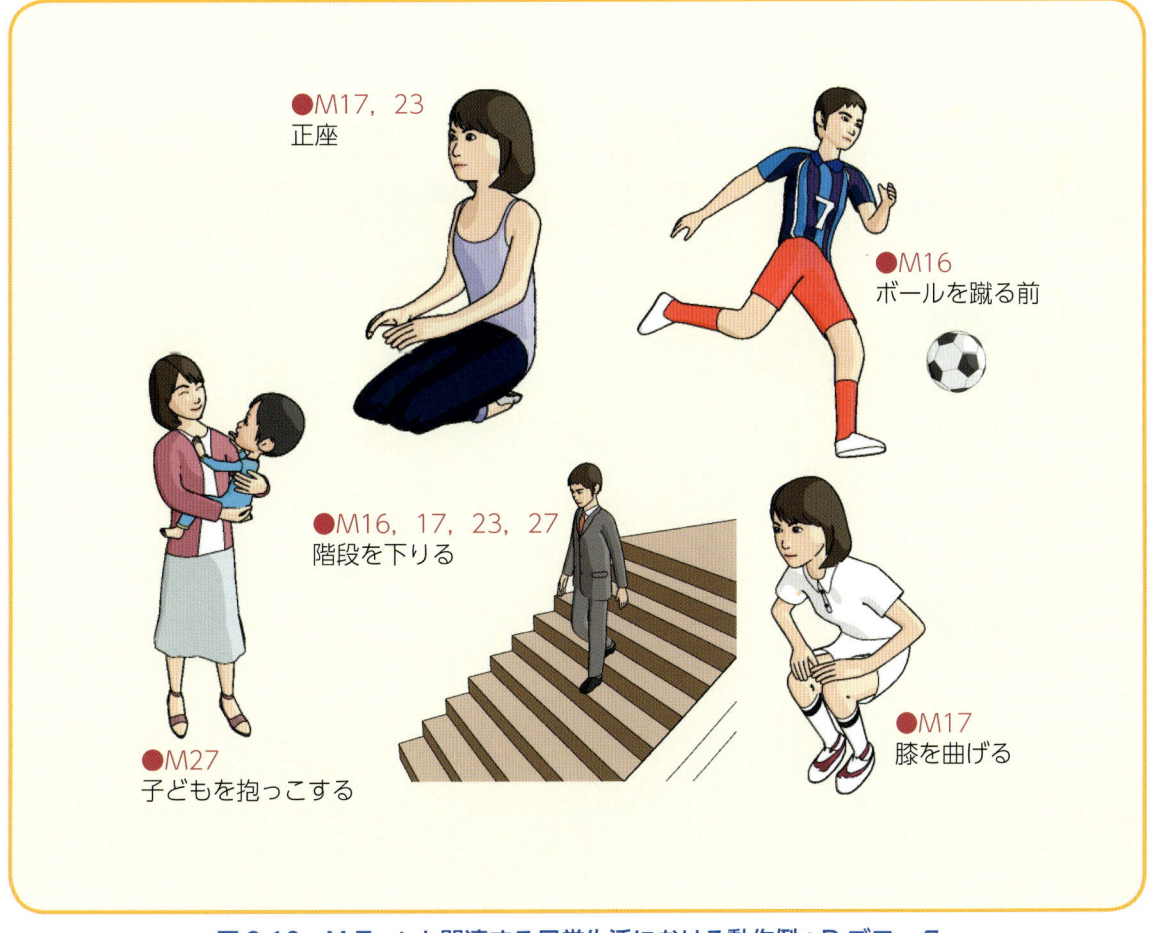

図 3-18　M-Test と関連する日常生活における動作例：D ブロック

第 3 章　M-Test の基本的な診断と治療手順　49

Eブロック 【下半身後面,足の太陽膀胱経(BL),足の少陰腎経(KI)】

▶ 後面の動作(Eブロック)

Eブロック【下半身後面で足の太陽膀胱経(BL),足の少陰腎経(KI)】に分類される基本動作は,M18(股関節屈曲),M19(股関節屈曲:膝屈曲),M24(足関節背屈),M28(体幹前屈)となる(**図3-19**).EブロックのM-Testと関連する日常生活における動作例を**図3-20**に示す.

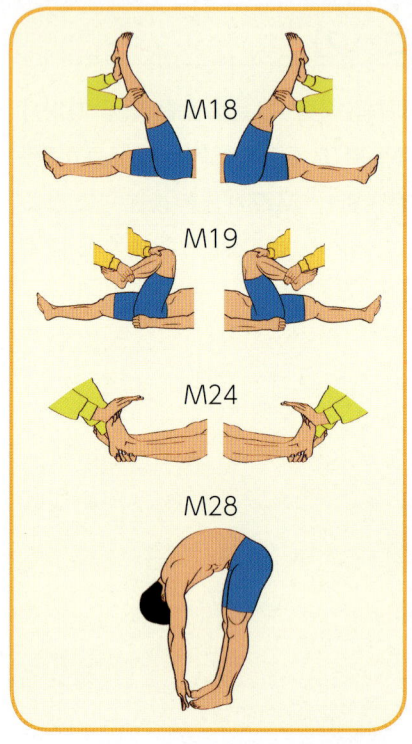

図3-19 Eブロックの基本動作

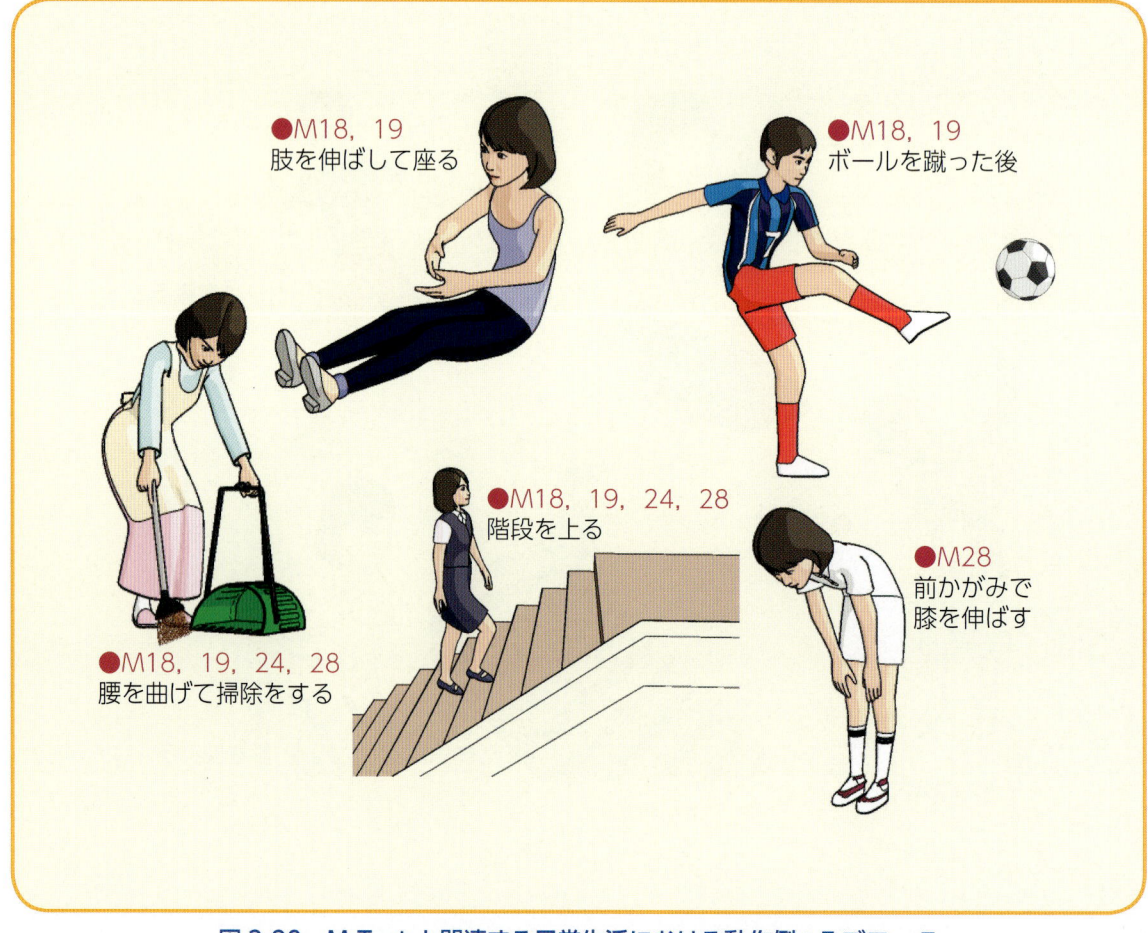

図3-20 M-Testと関連する日常生活における動作例:Eブロック

Fブロック 【下半身側面，足の少陽胆経（GB）と足の厥陰肝経（LR）】

▶ 側面の動作（Fブロック）

Fブロック【下半身側面で足の少陽胆経（GB）と足の厥陰肝経（LR）】に分類される基本動作は，M20（股関節外旋），M21（股関節内転），M22（股関節外転），M25（足関節内反），M26（足関節外反），M29（体幹側屈），M30（体幹捻転）となる（図3-21）．FブロックのM-Testと関連する日常生活における動作例を図3-22に示す．

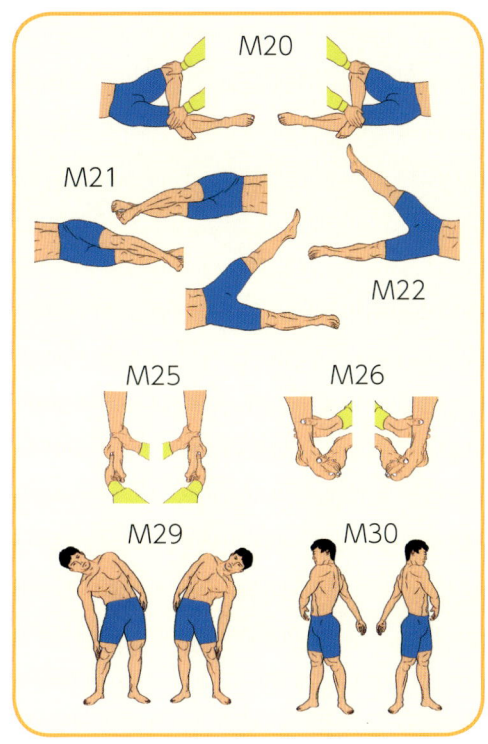

図 3-21　Fブロックの基本動作

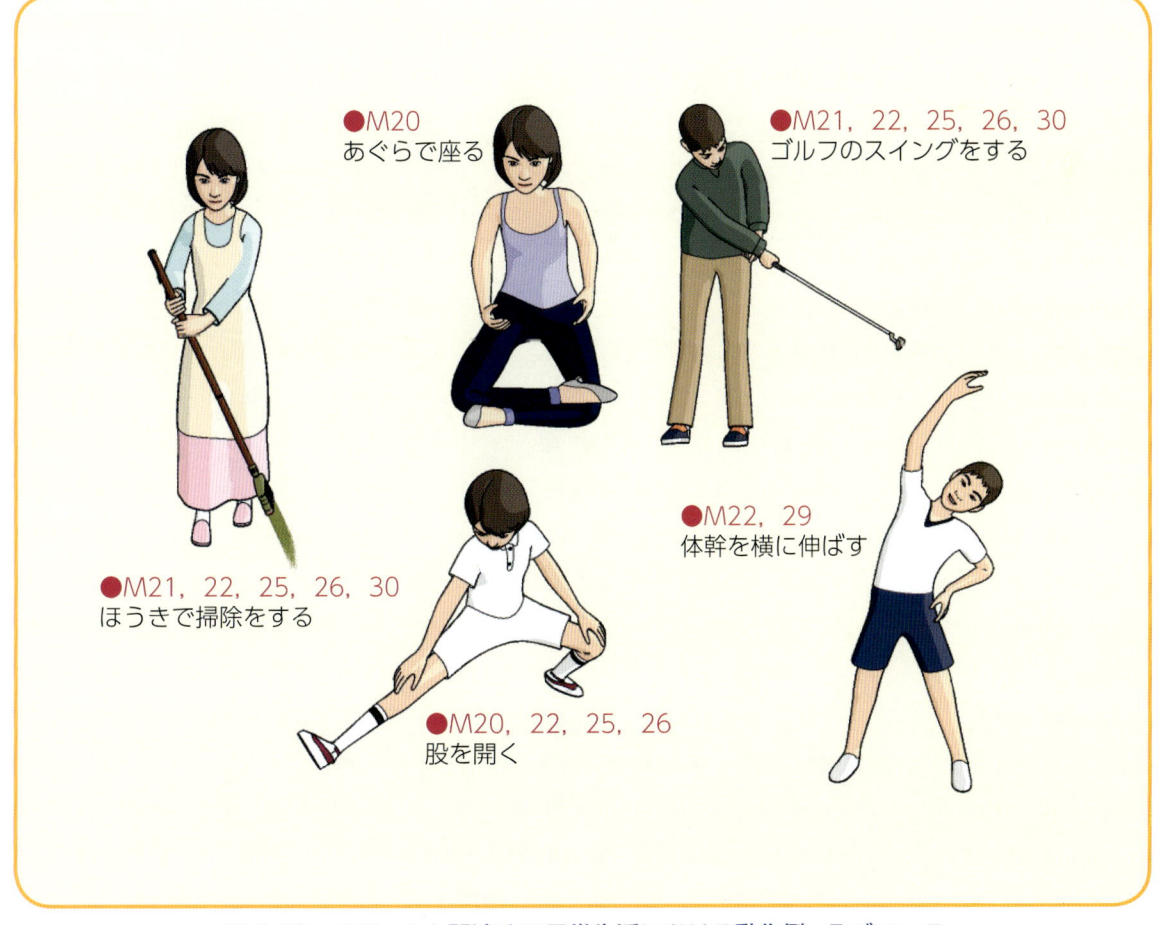

●M20
あぐらで座る

●M21，22，25，26，30
ゴルフのスイングをする

●M21，22，25，26，30
ほうきで掃除をする

●M20，22，25，26
股を開く

●M22，29
体幹を横に伸ばす

図 3-22　M-Testと関連する日常生活における動作例：Fブロック

第3章　M-Testの基本的な診断と治療手順　51

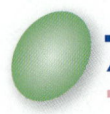

7. M-Test の施行手順

　M-Test を施行手順に従って行い，所見用紙にスコアを記入する．M-Test の所見用紙を**図 3-23** に示す．所見用紙では，前面，後面，側面の基本動作 30 項目を枠で囲んで示しているので，動作に対する反応を負荷（チェック）すれば，どの面のどこに異常があるかをすぐに判断できる．

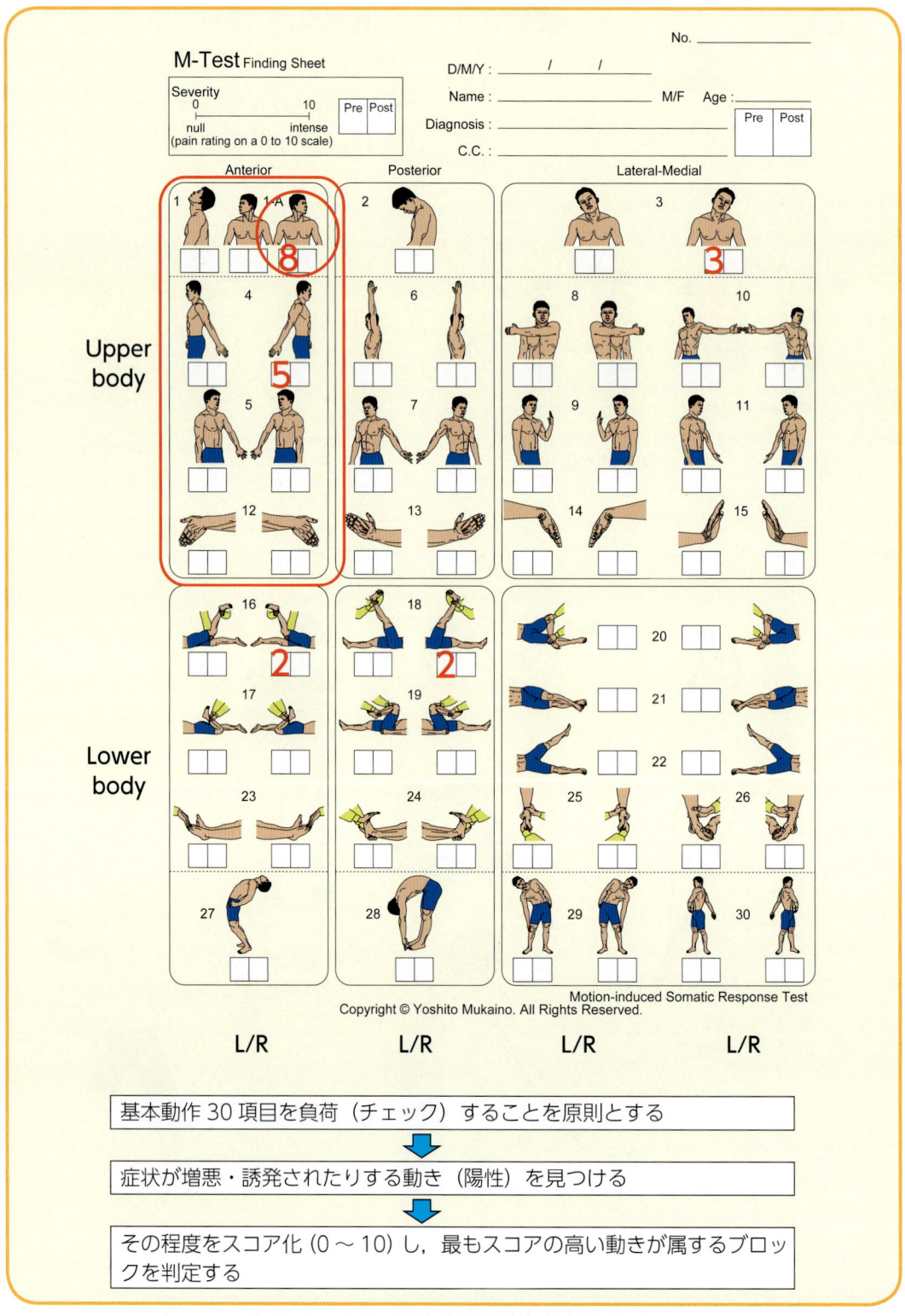

図 3-23　M-Test の所見用紙と記入例

特に初診時には基本動作30項目を負荷（チェック）することを原則とし，4種類の反応（痛み，つっぱり感，違和感，だるさ）が増悪・誘発される動き（異常動作）を見つける（**図3-24**）．左右差，負荷に対する抵抗，負荷で誘発されるふるえやめまいなどを認めることもある．

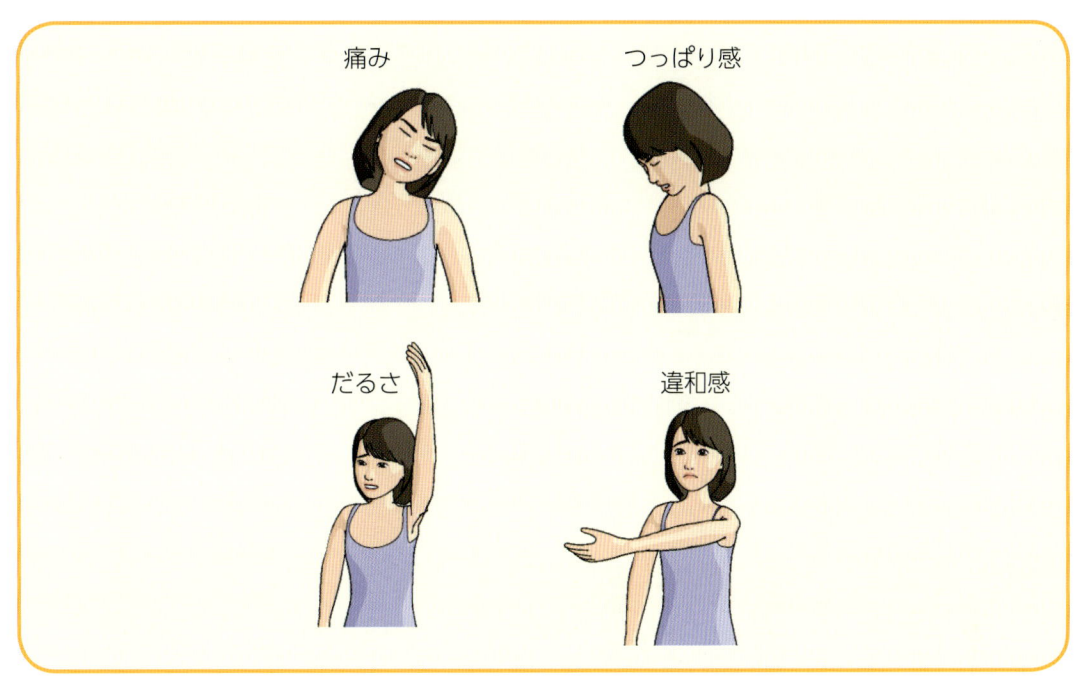

図3-24　異常動作の判定（4種類の反応）

　次に，その程度をスコア化（0～10）し，最も高スコアの動きが属するブロックを判定する．スコアは，症状なし0から，最も強い10までで整数化して示す．治療前（pre），治療直後（post）に変化があれば，四角形の欄にスコアを明記する．基本動作30項目をチェックしていく順番はM1→M30とする．原則は自動運動でチェックするが，動作の種類や患者の状態によっては治療者が軽く手を添えて他動運動になる場合もある（**図3-25**）．症状にもよるが，慣れれば5～10分程度でチェックできる．

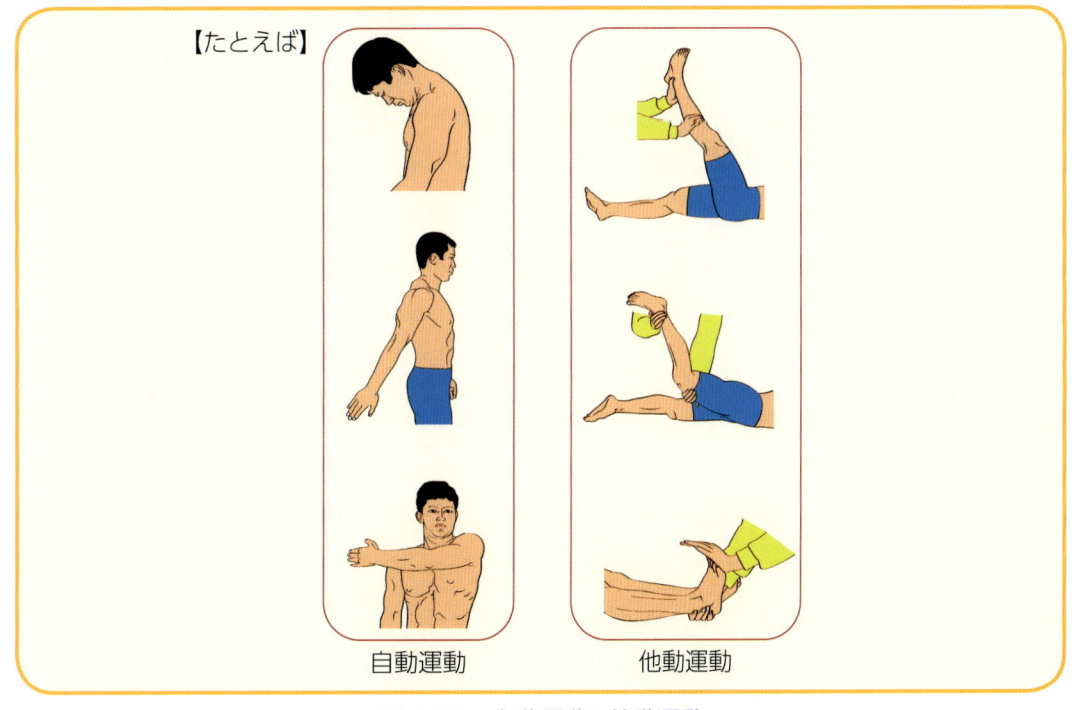

図3-25　自動運動と他動運動

第3章　M-Testの基本的な診断と治療手順

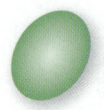

8. 負荷に対するブロック判定による治療点（経穴）

　治療点（経穴）は，基本動作30項目の中で最もスコアが高い陽性動作が属するブロックから判定される．治療点はA～Fの6ブロックごとの各4経穴の計24穴（基本24穴）と，経絡上の圧痛点が主体となる．**図3-26～31**にA～Fの6ブロックごとの4経穴，**図3-32**に経絡上の圧痛点を探す領域を示した．

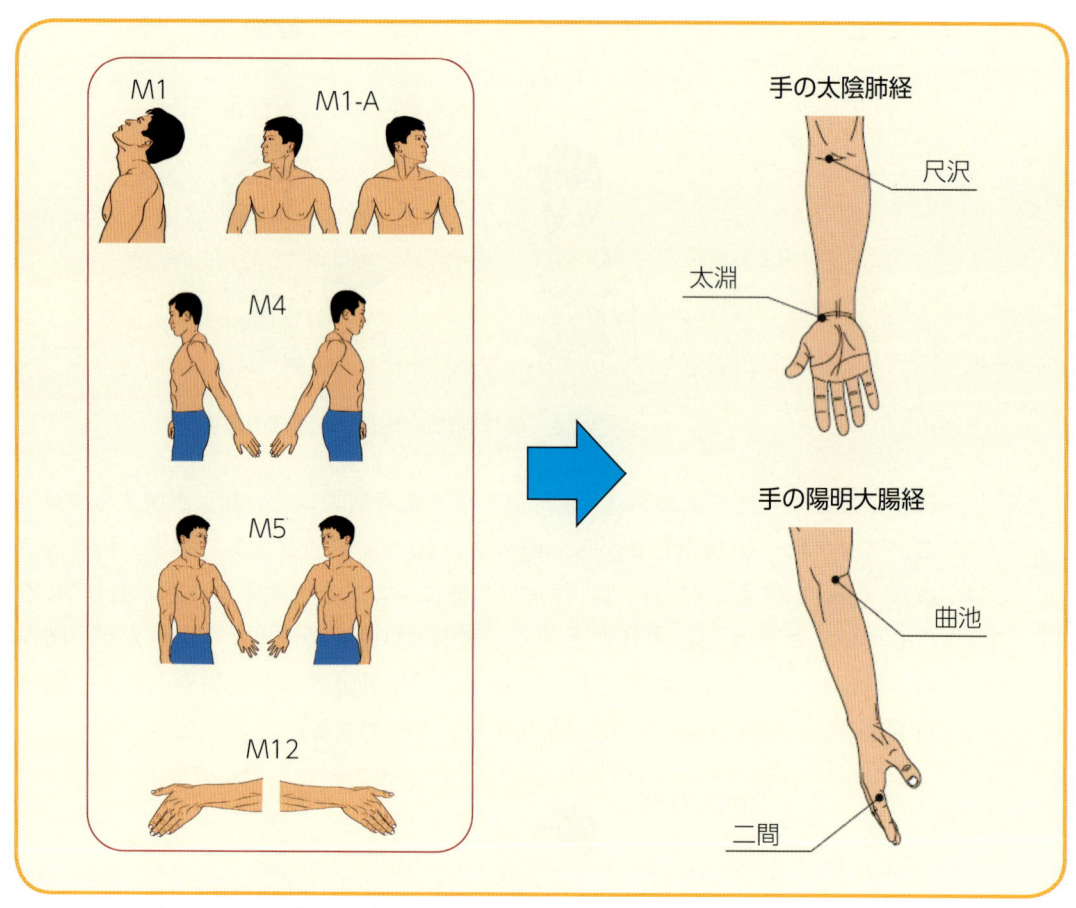

図3-26　負荷に対するブロック判定による治療点（経穴）：Aブロック

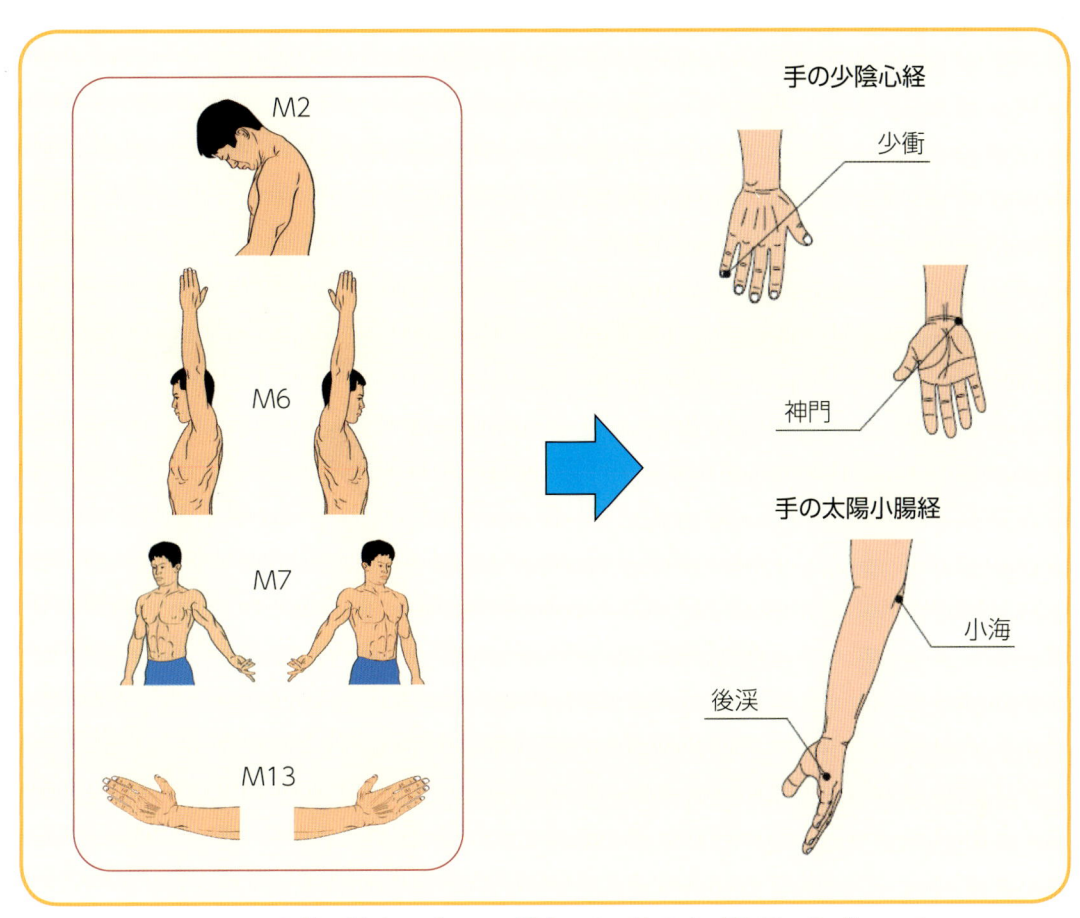

図 3-27　負荷に対するブロック判定による治療点（経穴）：B ブロック

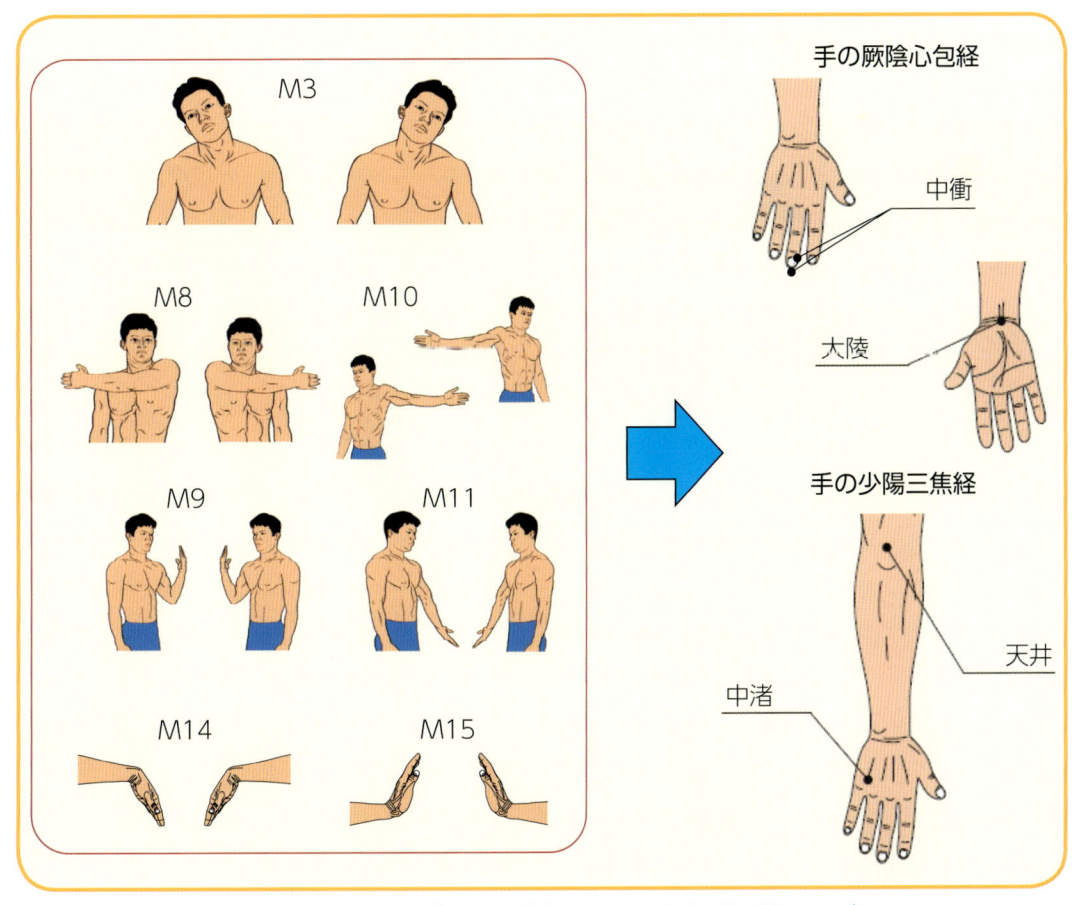

図 3-28　負荷に対するブロック判定による治療点（経穴）：C ブロック

第 3 章　M-Test の基本的な診断と治療手順

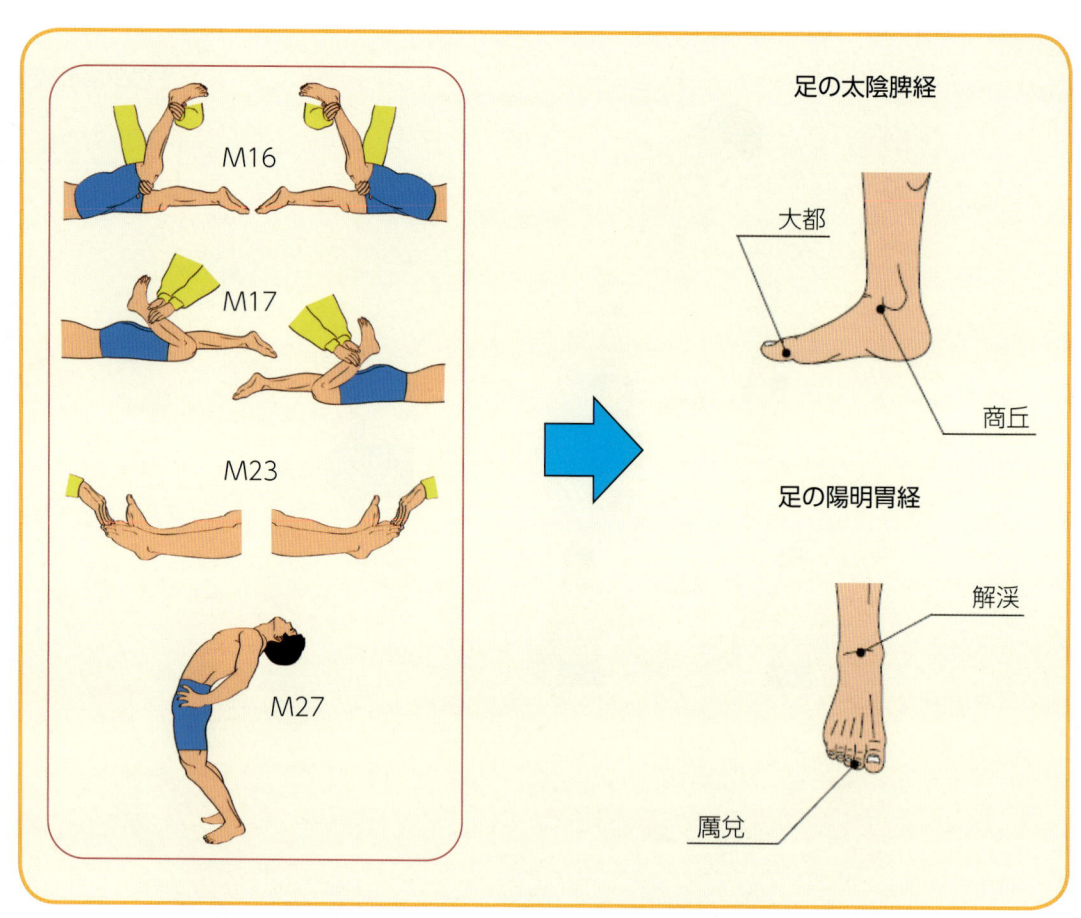

図 3-29　負荷に対するブロック判定による治療点（経穴）：D ブロック

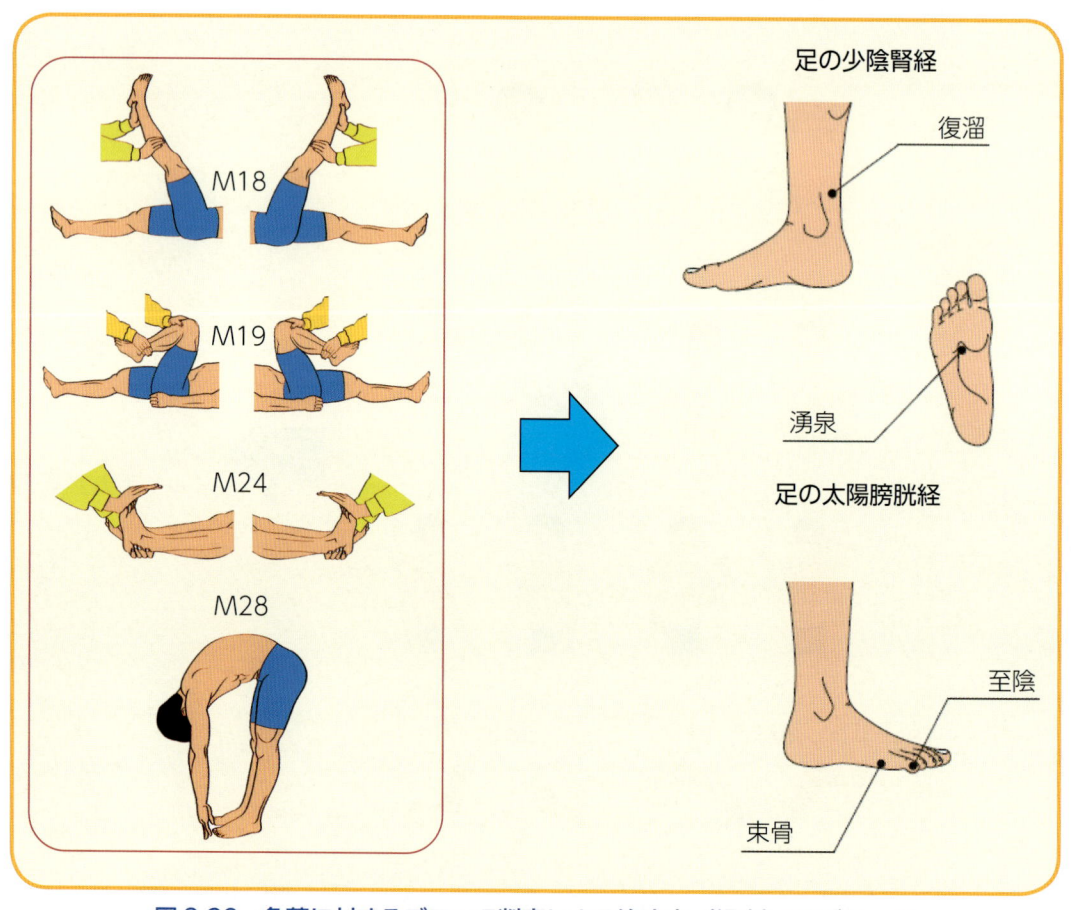

図 3-30　負荷に対するブロック判定による治療点（経穴）：E ブロック

56

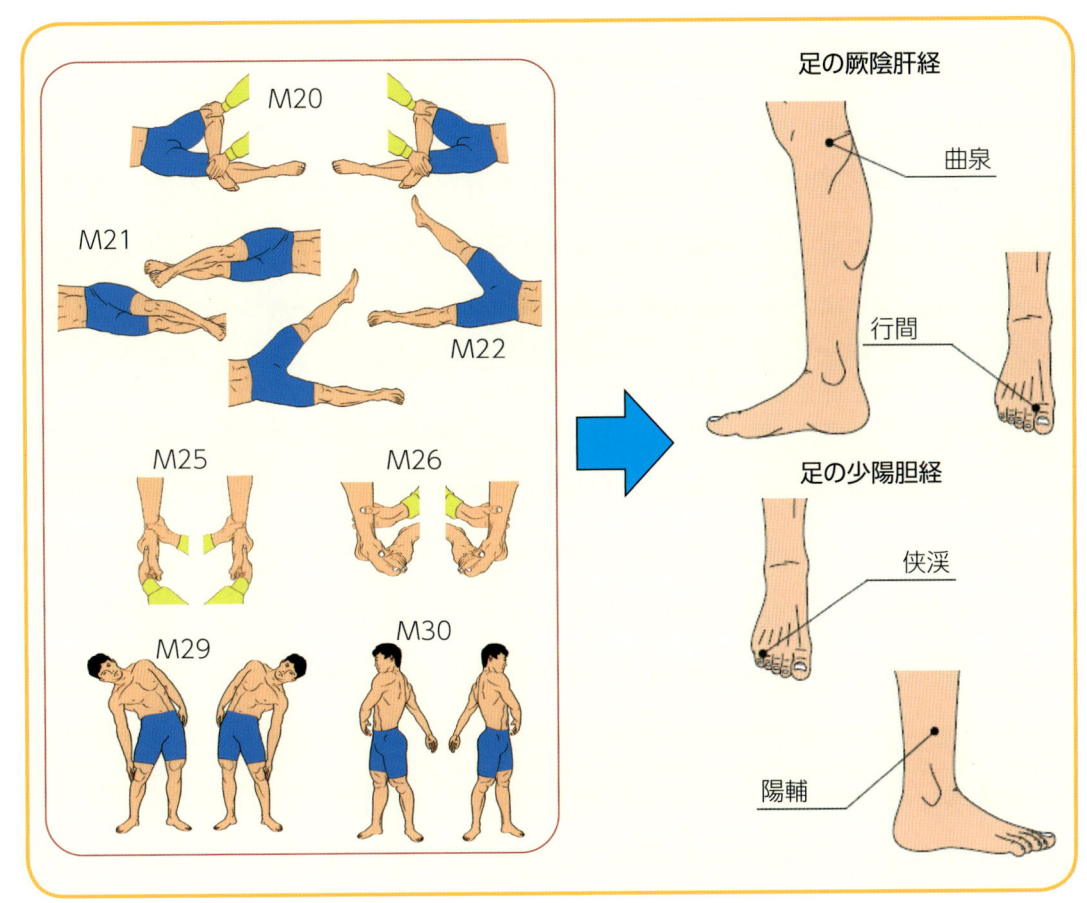

図 3-31　負荷に対するブロック判定による治療点（経穴）：Fブロック

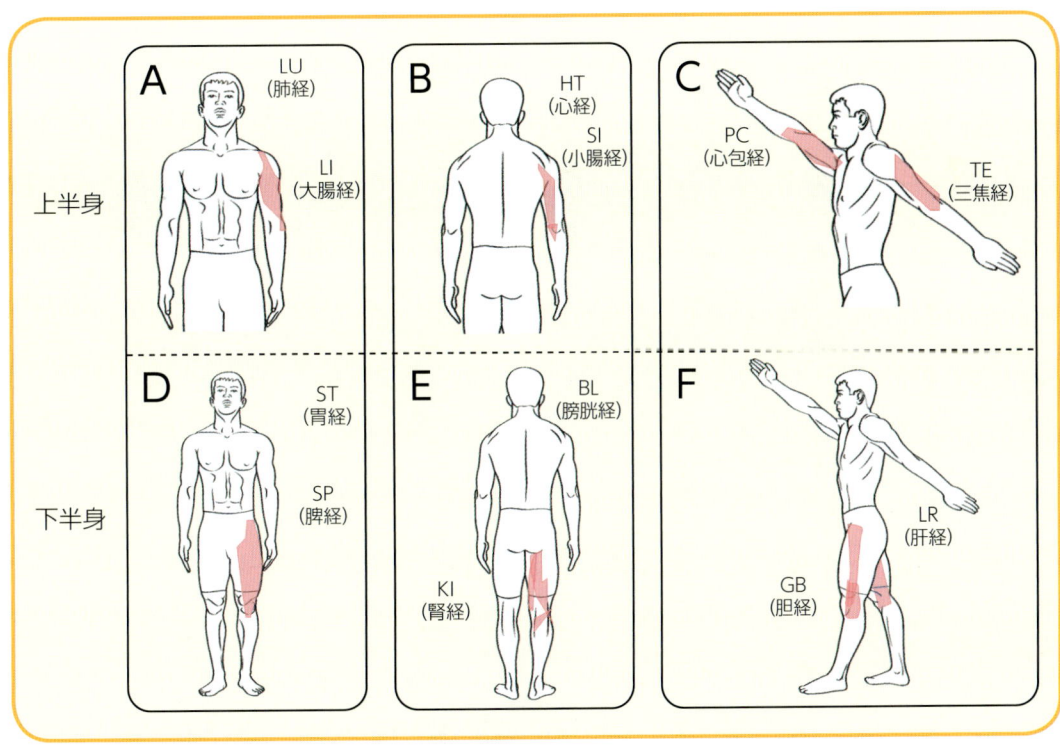

図 3-32　M-Test における経絡上の圧痛点を探す領域（6 ブロック）

9. 有効な治療点（経穴）の選択方法と刺激方法

1）有効な治療点（経穴）の選択方法

　有効な治療点の選択方法は，ブロックごとに対応している4つの経穴をそれぞれ順に指で軽く触れながら，最もスコアの高い陽性動作を行ってもらい，陽性動作で誘発された反応が改善または軽快するかどうかを確認する．

　有効と確認した経穴に何らかの刺激をし，再度，最もスコアの高い陽性動作を行ってもらい，陽性動作を伴った症状が改善または軽快するかどうかを確認する．効果が不十分な場合は，経絡上やその領域における大筋群上の圧痛点または叩打痛のある部位を探し，陽性動作を伴った症状が改善または軽快するかどうかを確認して刺激を追加する．さらに効果が不十分な場合は，フローチャートに基づいてStep3を用いる（**図3-33**）．

　最もスコアの高い動きが属するブロックの治療が良好であると，他のブロックの陽性動作が改善することが多い．これは各ブロックが身体の動きが相互に影響を及ぼし合っていることに起因していると考えられる．

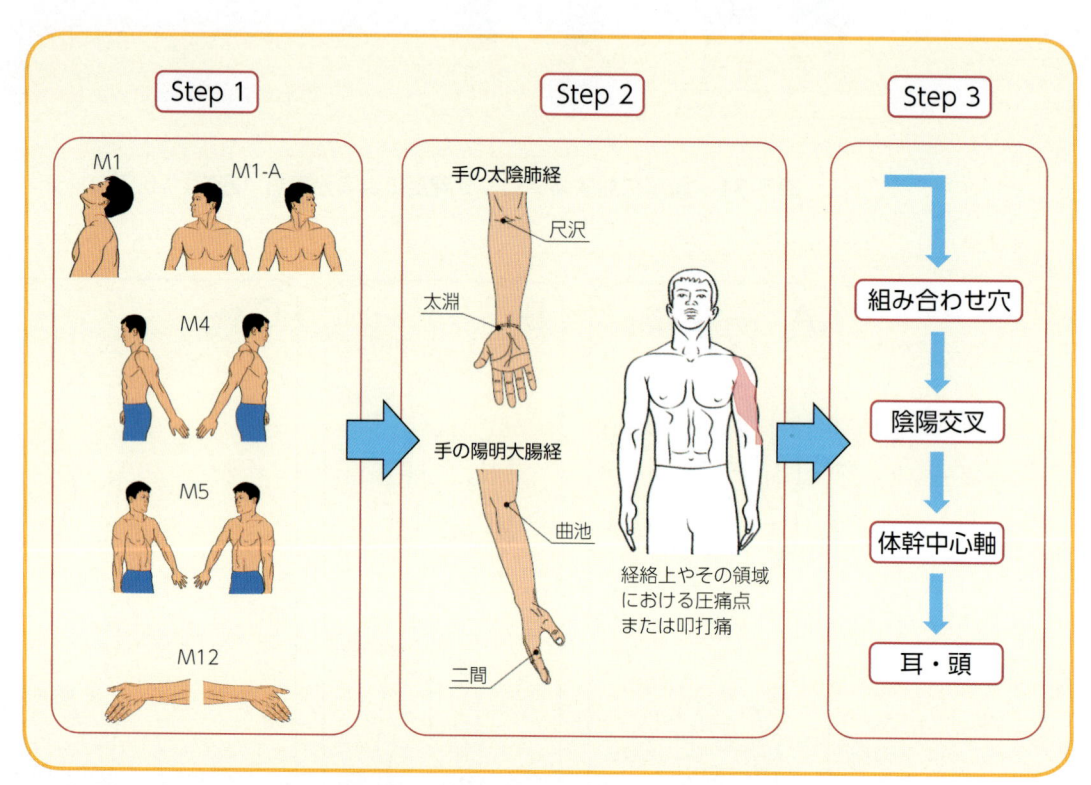

図3-33　M-Testのフローチャート例

2) 刺激方法

　刺激方法としては，第1章で述べたように円皮鍼とマイクロコーンを用いる．円皮鍼はよく知られているが，マイクロコーンについては周知されていないので，その詳細を図3-34に示した．マイクロコーンは低侵襲で皮膚を傷つけないため，安全性・簡便性などのメリットがあり，痛みなどに対する有効性についても基礎研究で明らかになりつつある．このツールで体表を刺激して痛みを抑制し，身体のバランスを図ることで，治療効果が期待できる．

　[Step3や皮膚刺激ツールの詳細については，ケア・ワークモデル研究会 https://m-test.org/ に照会ください.]

Ⅰ型　間欠刺激タイプ　両面テープ
Ⅱ型・Ⅲ型　継続刺激タイプ　絆創膏
Ⅰ型　間欠刺激タイプ　両面テープ
Ⅱ型・Ⅲ型　継続刺激タイプ　絆創膏

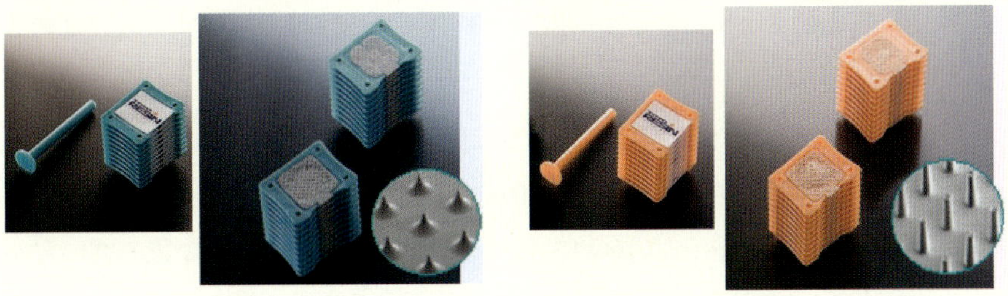

第3種医療機器（ソマセプト）
凸部分本数：376本（コニーデ型突起）
凸部先端部径 20μm
凸部高さ 150μm
凸部原料 樹脂
製品径 Ⅰ・Ⅱ型：11mm，Ⅲ型：4mm
カートリッヂ原料 樹脂
カートリッヂカラーコード グリーン

第3種医療機器（ソマレゾン）
凸部分本数：481本（円柱型突起）
凸部先端部径 37μm
凸部高さ 300μm
凸部原料 樹脂
製品径 Ⅰ・Ⅱ型：11mm，Ⅲ型：4mm
カートリッヂ原料 樹脂
カートリッヂカラーコード オレンジ

東洋レヂン株式会社　http://somaniks.jp

※タイプ，規格等が変更されておりますので，製品情報についてはホームページをご覧ください．

図 3-34　低侵襲・皮膚を傷つけない刺激ツール

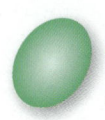

10. M-Test（経絡テスト）の7原則

　M-Testの基本的な診断と治療手順のまとめとして，M-Testの7原則がある．M-Testによる治療を成功に導くための基本原則であり，次の7つである（**表3-1**）．

表3-1　M-Testの7原則

その1：すべての動き－まずチェック
治療前に身体の前面，後面および側面に分布する経絡にかかわる動きをすべてチェックする．特に初診は30項目をチェックすること．
その2：上下肢におよぶ異常があれば－下肢からの治療原則
上肢（上半身）と下肢（下半身）の経絡に異常がある場合は，下肢（下半身）の異常が上肢（上半身）に影響する場合があるため，下肢（下半身）の経絡から治療を始めること．上下肢におよぶ異常があれば，下肢からが治療原則となるが，スコアの最も高い陽性動作から判定された経絡の治療が最優先となる．
その3：制限の強い経絡－まず治療
動きの制限が身体のどの経絡に強いか判定し，動きの制限が最も強い経絡から治療する．スコアの最も高い陽性動作から制限の強い経絡を判定すること．
その4：経穴選択－治療のスタートは基本24穴から
治療の最初に使う経穴はA～Fの6ブロックの各4穴の基本24穴からとなる．
その5：動きの負荷で効果確認
有効な経穴を選択するために，指で軽く触れながら陽性動作が改善・軽快するのかを確認すること．制限の改善が著しい場合には効果的な経穴になる．
その6：最後に選ぶ－局所の刺激
上記の原則，フローチャートに沿った後に効果が十分でないときは，症状発現部位（局所）への刺激を選択すること．
その7：効果がなければ－即精査
効果が得られないときは，重大な原因があることが多いので，すぐに専門医へコンサルトすること．

（本田達朗・沢崎健太）

●**参考文献**●

1) 向野義人・他：経絡テスト．医歯薬出版，東京，1999．
2) 向野義人・経絡テストによる診断と鍼治療．医歯薬出版，東京，2002．
3) 向野義人：不定愁訴に立ち向かう　何とかしてあげたいけれど…限られた外来時間でどう対処する？　知っておきたい治療戦略　鍼灸／あん摩・マッサージ・指圧．治療，92（2）：293-300．
4) Mukaino Yoshito：Sports Acupuncture The Meridian Test and Its Applications. Eastland Press, Seattle, 2008.
5) ケア・ワークモデル研究会．https://m-test.org/

第4章 臨床の実際

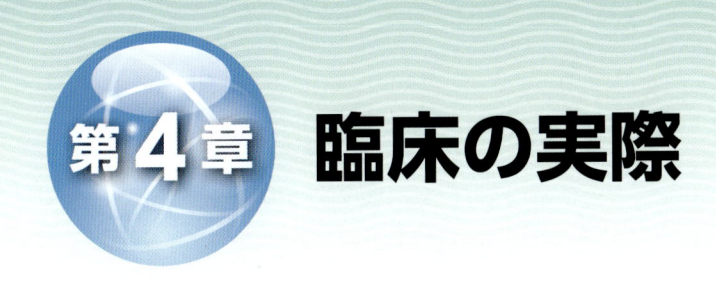

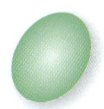

1. M-Test の臨床応用

　M-Test は医療・看護・介護・産業衛生・スポーツなど様々な分野で実践されており，その有用性や有効性に関して多数報告されている．

1) 医療，看護・介護

　医療の分野では，昭和大学医学部リハビリテーション医学教室の水間正澄，松本美由季らのグループが，脳血管障害発症から2年以上経過した慢性期後遺症患者において，M-Testに基づき決定した部位に円皮鍼と生理食塩水の皮内注射を定期的に行った．その結果，歩行能力が主観的指標のみならず転倒頻度などの客観的指標においても改善がみられたと報告している．さらに，M-Test は「脳血管障害後遺症には，この部位（経穴）」といった画一的な治療ではなく，患者の日々の身体状況に対応した刺激部位を選択できる点において有用であると述べている[1, 2]．

　この点について，信友浩一（福岡市医師会成人病センター院長）は，「現在の日本では，かつての医師主体のケア（病気モデル）から QOL や ADL を重視した患者主体のケア（生活モデル）が望まれており，M-Test はその一端を担える」と解説している．

2) 産業衛生分野

　産業衛生の分野では，浜松大学の沢崎健太らの取り組みが業界内外から注目を集めた．頚や肩，腰，膝などに痛みを有する鉄鋼産業に従事する工場従業員117名に対して M-Test を用いた鍼治療を8週間にわたり8回程度行った．その結果，痛みの主観的尺度が半減した者は8割を超えた．

　また，過去1週間の「気分の状態」を緊張・抑うつ・怒り・活気・疲労・混乱の6つの尺度により測定する心理テスト（POMSテスト）において，活気以外のすべての尺度で改善がみられた．さらに，肩こりや腰痛などの運動器疾患で医療機関を受診した日数，人数も半減し，その健康保険医療費は約1/3に減っていた（図4-1）と報告している[3]．

　特筆すべきは，大幅な医療費抑制につながったことだけでなく，1人の鍼治療に通常は50分程度かかる[4]にもかかわらず，この調査では1人に約15分しか要していないことである．しかも，治療に当たったすべての者は，治療経験が1年未満であった．これは，M-Test が簡便でありながら迅速かつ的確に診断できる方法であることを裏付けている．

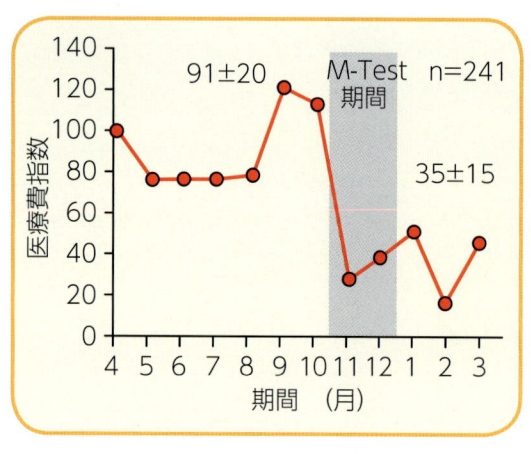

図 4-1 G 社の医療費の推移（沢崎健太・他，2001）

G社（従業員241名）の，鍼治療導入前の7カ月間（1998年4月〜10月）における運動器疾患の治療に要した医療費指数が（1998年の4月の医療費を100とした場合）91.4±19.9（平均値±標準偏差）であったのに対して，M-Testによる鍼治療導入後の5カ月間（1998年11月〜99年3月）は34.9±15.9となり，約3分の1に減少した．

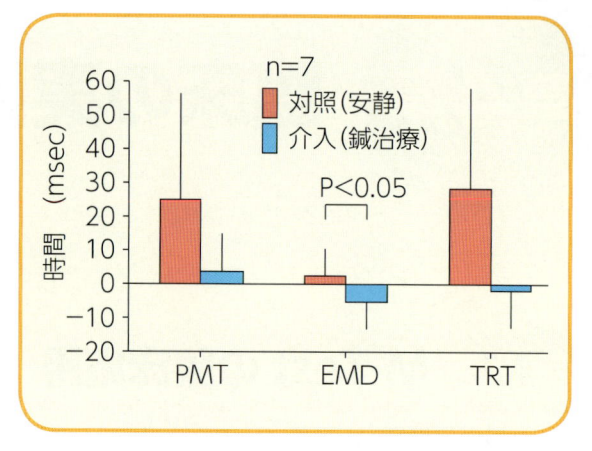

図 4-2 治療前後の変化量と安静前後の変化量を用いた比較（大隈祥弘・他，2011）

反応動作の素早さは感覚刺激から行動に至るまでの時間（反応時間）で評価できる．反応時間は，反応動作の対象となる刺激が発生してから活動電位が発生するまでの時間（PMT；pre-motor time）と活動電位が発生してから実際に動作が始まるまでの遅延時間（EMD；Electromechanical Delay）に分類され，PMTとEMDとの合計時間（TRT；total reaction time）のことを示す．

図は安静後もしくは鍼治療後の値から，安静前もしくは鍼治療前の値を引いたもので，算出後の値が0より大きければ反応時間は遅くなったことを示し，0未満であれば反応時間は速くなったことを示し，M-Testを用いた鍼治療によってEMDが有意（P<0.05）に速くなった．

3）スポーツ分野

M-Testの考案者である向野義人が所属する福岡大学スポーツ科学部では，スポーツ選手に対してM-Testを実践し，その一例を成書[5]で紹介している．また，最近では同大学の大隈祥弘らがラグビー選手のコンディションを長期間にわたり評価する手段としてM-Testが有用であると報告[6]し，さらにM-Testの診断に基づき鍼長がわずか0.6 mmの円皮鍼のみを用いた鍼治療によってスポーツ動作の反応時間（ブザー音に反応して動作を開始するまでの時間）が無治療時と比較して速くなった（**図4-2**）と報告[7]している．

筑波技術大学の森山朝正らのグループや法政大学の泉重樹らは，M-Testがゴルフ，ボクシング，テニスなど様々なスポーツ選手のパフォーマンスやコンディショニングについて有用性を検討し，数多く報告している[8-10]．

このように，M-Testの前身である経絡テストが，もともとスポーツ選手を治療する過程で考案に至ったこともあり，スポーツ分野でのM-Testの有用性は非常に高い．

たとえば，元日本代表サッカーチームのトレーナーであり，現在も世界のトップレベルで活躍している妻木充法は，2007年に開催されたクラブW杯で世界中から集まるレフェリーのコンディショニングを担当した際にM-Testを用いており（**図4-3, 4**），以下のように述べている．

「治療効果が実感できるように，経絡テスト（M-Test）での可動域の制限が改善することを治療前後で示した．ほとんどが筋骨格系の疼痛とリラクゼーションのために鍼治療を受けるため，動きの評価の改善は，言葉が通じない場合，非常に有効である」[11]

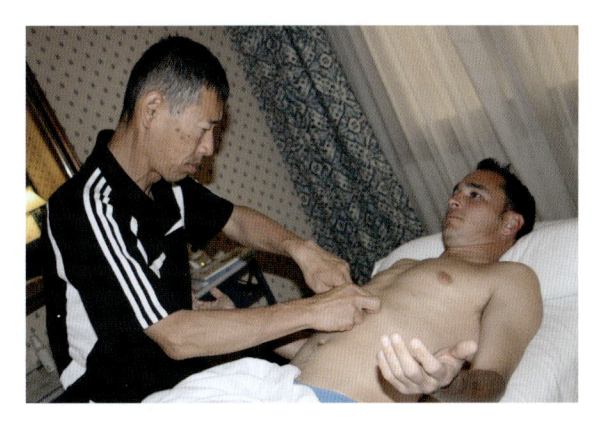

図 4-3　M-Test による鍼治療

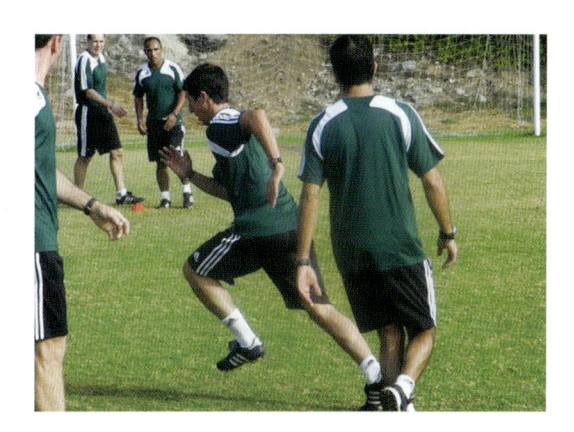

図 4-4　治療後の可動域制限の改善

2. M-Test の普及・教育とケア・ワークモデル研究会

　現在，こうした活動の拠点（基幹）となるのが M-Test を考案した向野義人が在籍する福岡大学スポーツ科学部（図 4-5）および福岡大学東洋医学診療部（図 4-6）である．

　将来的には枝葉となる施設を全国に拡大すべく，ケア・ワークモデル研究会[12]では，M-Test（経絡テスト）を正しく理解し，安全に応用できる技術を修得した人材を育成するため講習会を行っている．

　M-Test を修得するためには，一定の医学知識を有していることが望ましいが，治療手段（器具）は何でも良い[13]（例：はり・きゅう・あん摩指圧マッサージ・漢方・その他）ため，その職種に制限はない．

　最近では，マイクロコーン（商品名「ソマセプト」「ソマレゾン」，東洋レヂン（株），静岡）と呼ばれる無侵襲のシート（図 3-34 参照）が開発された．これにより，鍼や灸の治療技術を要しない医師や看護師，理学療法士，作業療法士などに利用範囲が拡がると期待されている．

　さらに最近では，このマイクロコーンの研究開発の一翼を担っている東京都健康長寿医療センター研究所の堀田晴美らのグループによって，麻酔下ラットにマイクロコーンによる軽い皮膚刺激を行うことにより鎮痛効果が得られた（図 4-7）と報告されている[14]．

　このように M-Test では治療手段（器具）は何でも良く，経穴や経絡などの東洋医学的知識を有せずとも一定の範囲で診断・治療が行えるため，前述したとおり職種を問わず治療が

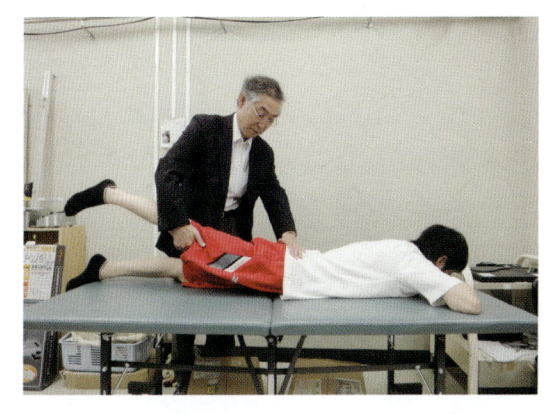

図 4-5　福岡大学スポーツ科学部での診療

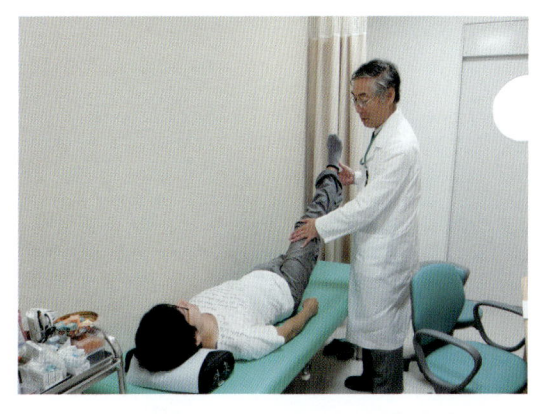

図 4-6　福岡大学東洋医学診療部での診療

第 4 章　臨床の実際

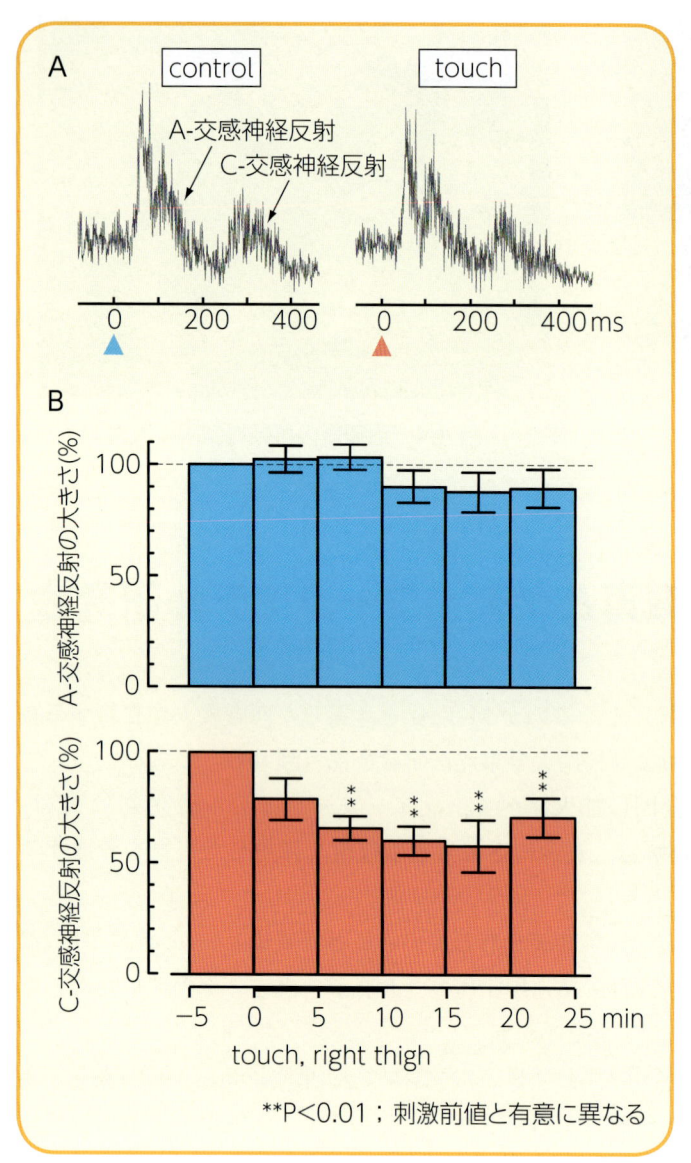

図 4-7　ソマレゾンによるタッチが体性−心臓交感神経反射に及ぼす影響（Hotta H, et al. 2010）

A：麻酔したラットの脛骨神経に電気刺激を与え，痛みが生じていることを心臓交感神経の反射性反応で評価した．刺激された脛骨神経と同側の大腿にソマレゾンで 10 分間軽くタッチすると（touch），突起のない同大のマイクロコーンでタッチした場合（control）と比べ C- 交感神経反射（C-reflex）を著しく低下させたが，A- 交感神経反射（A-reflex）には影響しなかった．

B：ソマレゾンによる C- 交感神経反射への影響はタッチ開始 5 分後に始まり，刺激終了 5 〜 10 分後にはタッチ前の 40% まで抑制され，約 15 分間持続した．一方，A- 交感神経反射には変化がみられなかった．

**P<0.01；刺激前値と有意に異なる

　行えるばかりでなく，医師も含めたコメディカルの共通言語となれば，適応の可否を判断し，適切な治療を患者に紹介できるというメリットも期待できる．

　M-Test 考案者の向野義人は，「共通言語ということは，メディカルスタッフは一緒に使える言語だということです．看護師にも理解できるし，理学療法士も理解できる．そこに鍼灸師が入って一緒にやれる．そして一般の人に初歩的な知識が普及して，皆が共通言語として使えるようになったとき，すごい力になる」と述べている[15]．

　さらに，「一般の人に初歩的な知識を普及」することによって，「一般の人が自分で治療できるところまでは自分でしましょう，それ以上困ったら病院や鍼灸院で治療してもらいましょう，という仕組み[15]」の構築につながると期待される．

　したがって，ケア・ワークモデル研究会では，医療提供者のみならず，ちょっとした心身の不調の改善や予防のために行う個人的なセルフケアについても数多く講演し，推奨活動を展開している．

（宮崎彰吾）

3. 症例にみる M-Test の実際

1 交通事故後の歩行困難

●46 歳，女性，T.T.，職業主婦（ママさんバドミントン選手）

主　訴　左足関節の背屈動作困難感，歩行困難感

現病歴　2 年前に交通事故により，左前脛骨筋を下部 1/2 損失，また左長趾伸筋は事故時に断裂したため再建術を行っている．膝下から足関節下部まですべて植皮を行っている．リハビリ期間は終了している．

既往歴　交通事故（2 年前）

家族歴　特になし

手術と経過　交通事故により下腿切断を宣告されたが，下腿の脛骨動脈など大きな血管や神経が残存していたため，下腿保存を強く要望した．また，切断されていた長趾伸筋は再建術を行い，リハビリを経て随意運動は可能な状態である．

所　見
身体所見：身長　154 cm　体重　56 kg　BMI 23.6 %
検査所見：下腿最大囲（右 28.5 cm，左 21.0 cm），MMT3（足関節背屈）
M-Test 所見：M24 左：左足関節背屈動作（図 4-8）

治療と経過

左下肢後面伸展負荷（M24 左：左足関節背屈動作）（図 4-8）に困難さを感じていたので左 KI1（湧泉）に円皮鍼（パイオネックス 0.3 mm セイリン製）を貼付したところ，歩行困難感は減少した．LR8（曲泉）に刺激しようとしたが，植皮部分であり，円皮鍼の貼付が困難であったので肝経と腎経の大筋群である大腿内側圧痛部位に刺鍼したところ，歩行困難感は消失した．

考　察

患者はリハビリを経て MMT3 を確保し，半年前からバドミントン競技を再開できるほどに回復していた．事故により筋肉そのものが欠損し，絶対筋量は少なく，筋力は低かったが，軸足として機能させることは可能であった．このような患者は，少しの違和感や動作困難感にて，非活動性が高まる可能性がある．活動性の低下は残存する筋の筋力量を減少させるだけではなく，さらなる障害を生む可能性があるため早めの対処が必要である．

広範囲にわたる植皮部分は術後癒着しており，皮膚の動きはほぼ観察されなかった．これらは左下腿の動作にも影響しており，足関節可動域は小さく，歩行をはじめとするすべての立位動作に影響していると推測された．

また，植皮部分への施術の効果はあまりなかった．

セルフケア指導

植皮のために足関節の可動域が減少していたが，運動が可能な状態を維持するため，ストレッチボードにて下腿のストレッチを毎日継続して行うように指導した．また，足関節周りの植皮部分へのセルフマッサージを指導した．

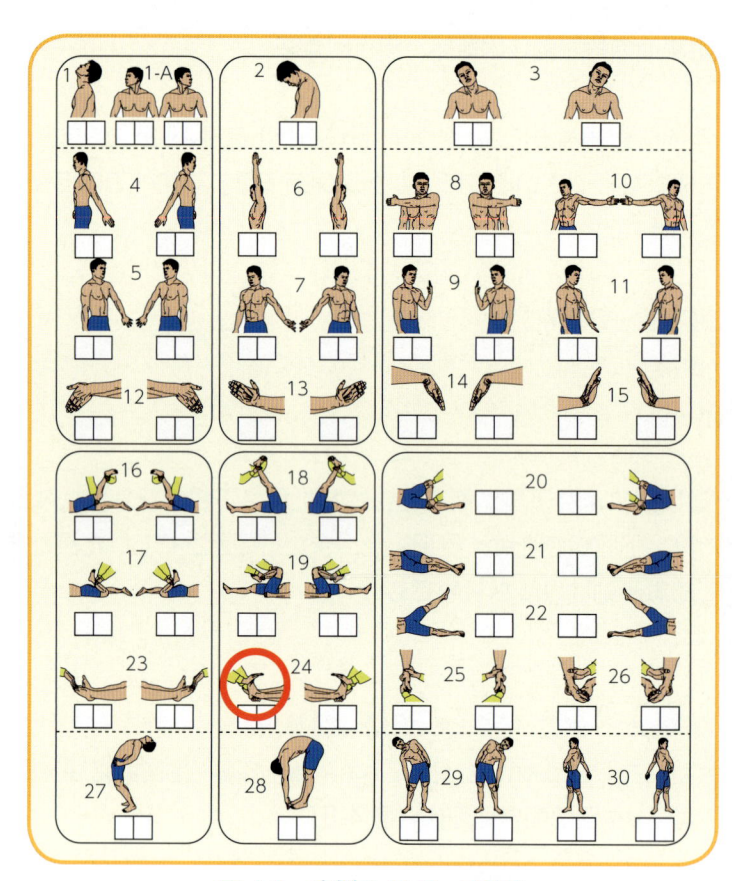

図4-8 症例のM-Test所見

（松本美由季）

2 配置換えによる腰痛発症

●50代，女性，K.N.，看護師長

主　訴　腰痛

現病歴　200X年7月9日，数日前より腰に違和感（重だるさ）があり，靴下を履くのが辛かった．それから徐々に悪化したために整形外科を受診した．腰部X線像では，ヘルニアはなく一過性の腰痛との診断を受け，消炎鎮痛剤（ロキソニン錠，ロキソニンパップ）を処方されて様子を見ていたが，あまり効果がなかった．7月13日，車で遠出をし，長時間運転した後に症状が悪化した．椅子に座って仕事をするのが特につらいため，7月17日東洋医学診療部を受診した．

既往歴　特記事項なし

所　見
検査所見：傍脊柱起立筋群圧痛（－），知覚異常なし，腰部X線像異常なし
M-Test所見：M16左：左下肢前面伸展（左股関節伸展）動作で最も腰痛が誘発された．
　　　　　　また，M27：体幹前面伸展（体幹後屈）動作で左腰部に痛みが生じた．その他，下肢前面伸展のM16右とM17左，下肢後面のM18左とM28，下肢側面のM20左，M29右，M30の動きでも症状があった．上肢には自覚される所見はなかった．（図4-9）．

治療と経過

　左下肢の所見が強く，特に左下肢前面の伸展時に症状は増悪されたので，M16左をターゲットモーションとし，左下肢前面への治療を行った．左下肢前面のST（胃経）上の大筋群に圧痛部位が見つかった．また，M-Test所見には現れなかったが，陰陽交叉の関係のある右上肢前面のLU（肺経）上やLI（大腸経）の大筋群を触ると強い痛みがあったので，これらに円皮鍼を用いて刺激を行った．また，セルフケアとして，左下肢前面と右上肢前面のストレッチを指導した（図4-10）．翌週（7月18日），M-Test所見は，左下肢前面のみになっていたので，前回と同様の治療を行った．ストレッチでかなり楽になっているとのことだったので，ストレッチを継続してもらうようにした．7月31日，症状は完全に消失しており，元気に現場で働けるようになったとのことで治療を終了した．

考　察

　患者は，4月の異動で新生児室から混合病棟へ配属となり，動くことが中心の仕事から，毎日ベッドコントロールに追われてデスクに向かうことが増えた（4～6時間／日のデスクワーク）．さらに，患者は運動習慣があったが，配置換えで忙しくてあまり運動が行えないでいるとのことだった．慣れないデスクワークの増加で腰下肢や上肢へ，これまでとは異なる負荷が加わり，それが蓄積されたことに加え運動不足，さらに慣れない長時間のドライブがトリガーとなり，腰痛が発症したと考えられた．

セルフケア指導

図 4-10 のような，左下肢前面および右上肢前面のストレッチを指導した．

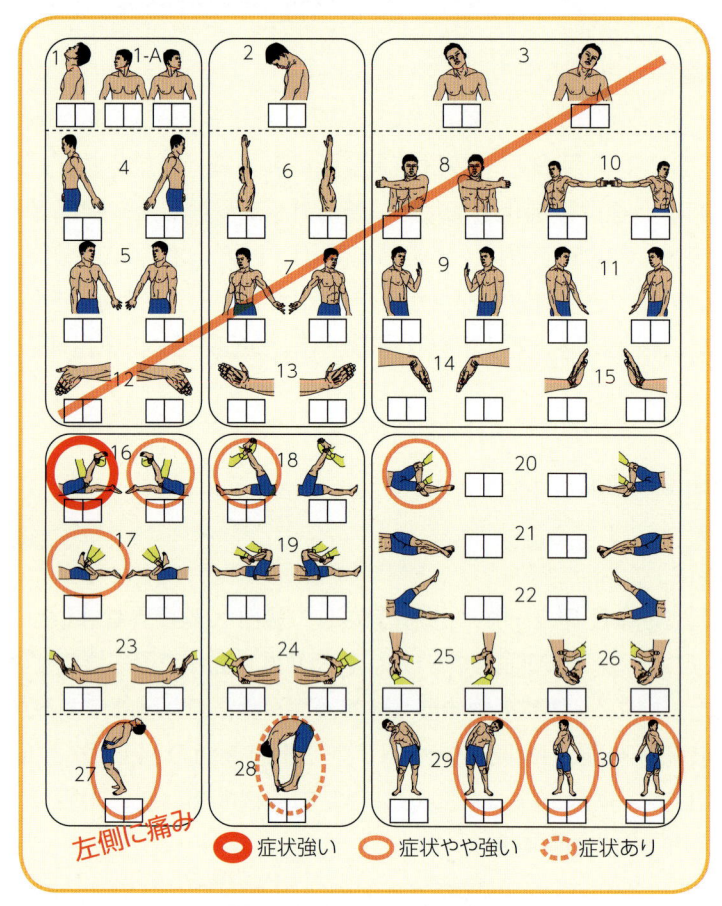

図 4-9　M-Test 所見用紙

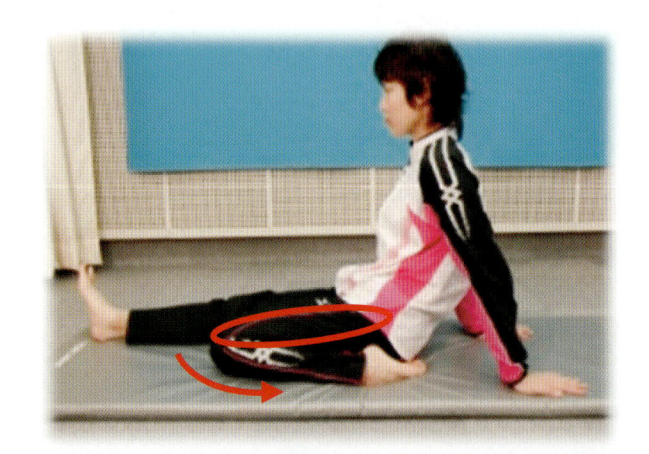

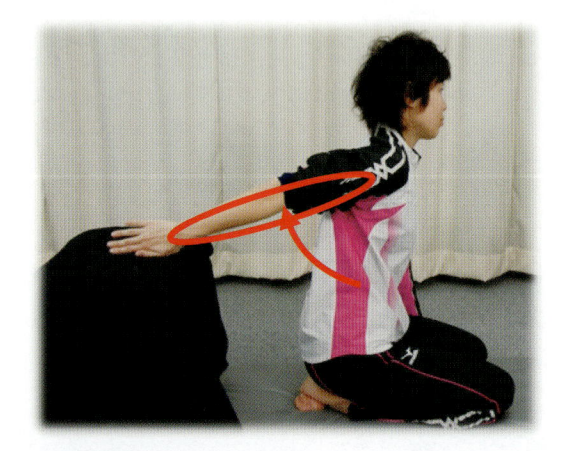

図 4-10　セルフケア（左下肢前面，右上肢前面のストレッチ例）

（山下なぎさ）

③ 左背部痛

●72歳，男性，E.K.，無職

主　　　訴	左背部痛
現 病 歴	早朝，自宅庭の掃き掃除中に左背部（肩甲骨の下方）に痛みが出現．
既 往 歴	特記なし
家 族 歴	特になし
所　　　見	基本動作M30：体幹部左側面伸展（右回旋）でのみ痛みが出現（図4-11）

治療と経過

　屋外で行われた自治体主催の健康教室での相談例であり，診療ベッドや鍼などの設備はない状況下である．そのためM-Test所見に対応する経絡上の圧痛を探ったところ，基本穴とは異なるが，胆経の陽陵泉（GB34）に圧痛がみられ，同部位への軽い圧刺激を行ったところM30の動作を行っても背部痛は再現されなくなった．その後は下腿側面のストレッチングを指導し，元気に健康教室に参加し帰宅した．なお，翌日に整形外科を受診したが異常は指摘されなかったとのことである．

考　　察

　男性は日常的にウォーキングや太極拳などの運動を行っており，晴れていれば早朝の庭掃除も日課のひとつである．ところが，その日は前日からの強風で枯れ葉などが多かったため竹ぼうきを持つ手にも力が入り，間もなく終わりというところで左肩甲骨の下方にズキッという痛みが出現した．

　当日は屋外での健康教室が趣旨であったことや，設備もなく，男性がジーンズにハイカットの靴を履いていたこともあり，上記のような簡単な対処となった．

　竹ぼうきを使っての掃き掃除はM30の動作そのものであり，この繰り返しが胆経に過剰な負荷を及ぼしたものと考えられる．また，掃く動作のフィニッシュは体幹の回旋以外に左足の第1指の付け根（母指球）で地面を蹴るような動作も加わる．圧痛部位（左の陽陵泉）に位置する骨格筋は，足関節の外がえしと底屈に関与する長腓骨筋で，地面を蹴る動作での負荷による筋疲労が加わったものとも考えられる．

　器質的な疾患がなく，単純な動作の繰り返しとそれに伴う骨格筋の疲労や過緊張のようなケースでは，動作の分析から対象とする経絡を絞り，圧痛部などへの軽刺激でも効果が得られることから，日常生活におけるセルフケアの指標として役に立つものと考えられる．

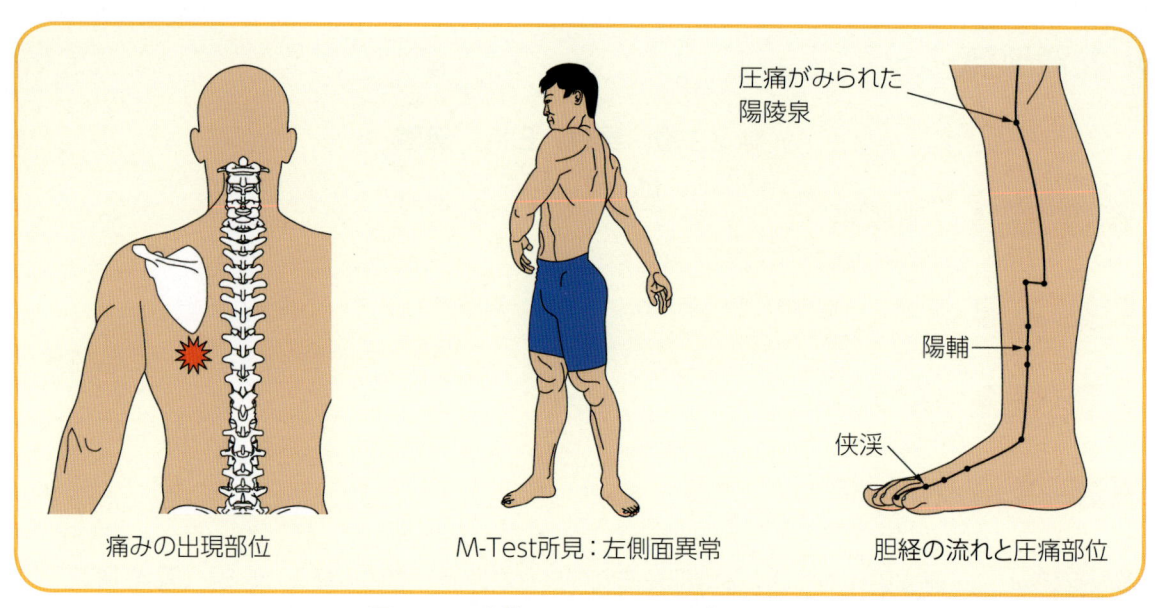

図 4-11　症状と M-Test に基づく対処

（竹藤宏樹）

4　左肩痛

●36 歳，男性，T.A.，会社員

主　訴　左肩痛

現病歴　ジムで 50kg のバーベルを使用してベンチプレスのトレーニングを行っている際に左肩に違和感が生じる（**図 4-12**）．ドロップアームサインはみられないため器質的な損傷はないものと考えられる．

所　見　M-Test では M4・8・10（いずれも左）が陽性であった（**図 4-13**）．

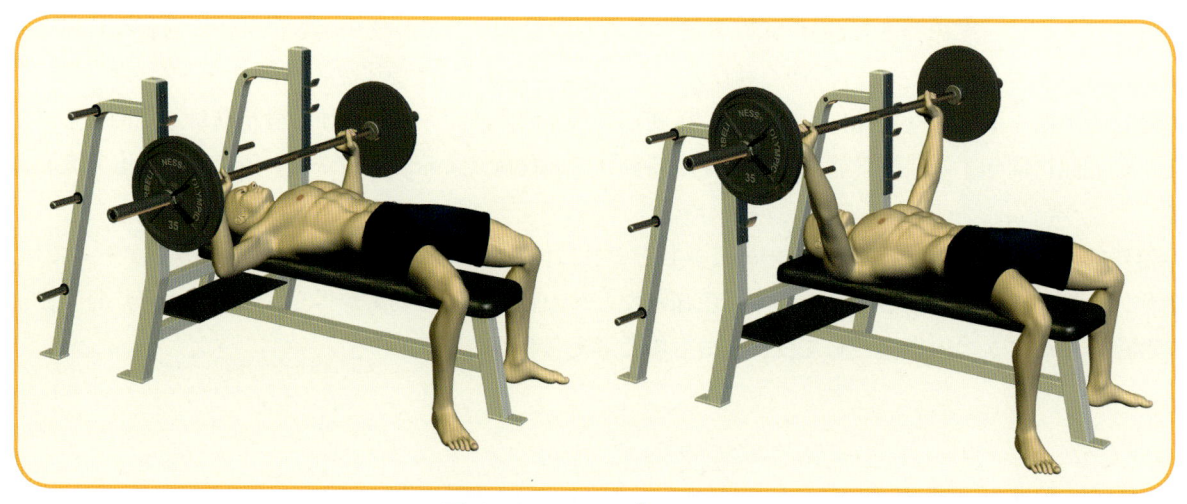

図 4-12　ベンチプレスの図

考　察

　所見が上肢のみであるため，最もスコアの高い基本動作 M8・10 に対しての施術を行うこととした．M8・10 は上肢側面のブロックに属し心包経または三焦経が治療対象であり，中衝（PC9），大陵（PC7），中渚（TE3），天井（TE10）がその基本穴となる．まず，これらの経穴を指で触れながら M8・10 の動作を行ってもらうと天井の刺激にて症状が軽減（3→1）されたため，セイリン社製パイオネックス（0.6 mm）を貼付した．

　五行の分類で三焦経は火に属する経絡で，効果が確認された天井は三焦経の中でも土に属する経穴である．これは火と土の関係であり，天井と組み合わせるのは土に属する経絡の火の経穴，すなわち胃経の解渓である（**図 4-14**）．

　ベンチプレスとは専用のベンチ台に横になり，両手に持ったバーベルの挙上を繰り返すトレーニングで，大胸筋，上腕三頭筋，三角筋鎖骨部を鍛えることを目的としたトレーニングの一種である．症例のケースでは**図 4-15** のように両足で踏ん張り腰部を反らせる方法でトレーニングを行っていた．

　この動作を M-Test 所見用紙に基づいて分類すると，**表 4-1** のようになる．

　下肢前面に陽性所見は見られなかったが，このブロックにも負荷がかかっていると考え，大筋群を探ると胃経の陰市と梁丘に圧痛がみられたため，パイオネックスを貼付しストレッチングを行ったところ，M8・10 の症状はほぼ消失した（**図 4-16**）．最初に解渓への刺激も試みたが，効果が増強することはなかった．

　基本動作 M4 に関しては前述までの施術で負荷動作による症状の誘発は起きなかったため施術は行わなかった．

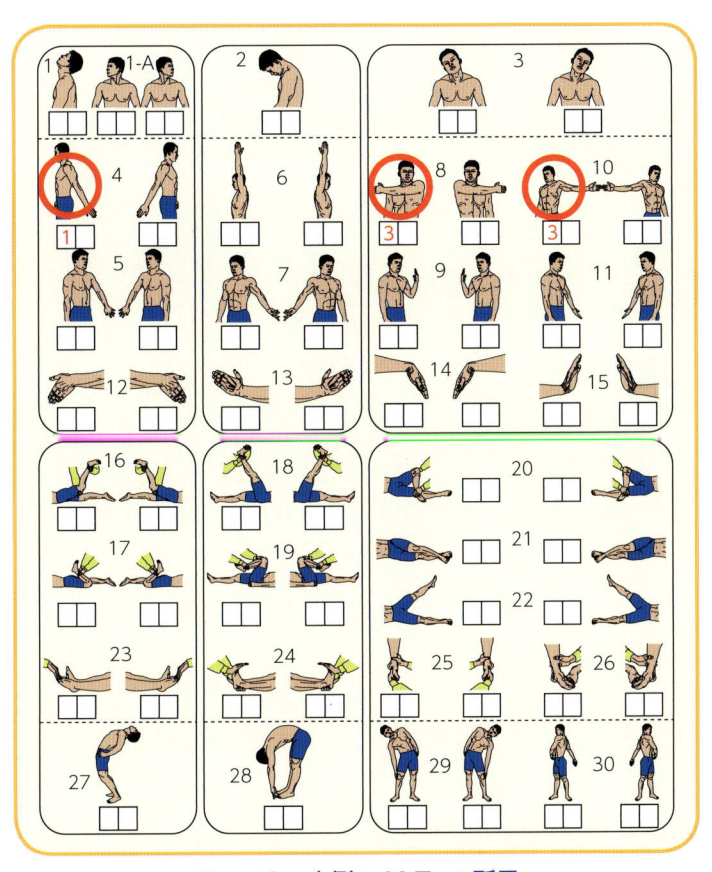

図 4-13　症例の M-Test 所見

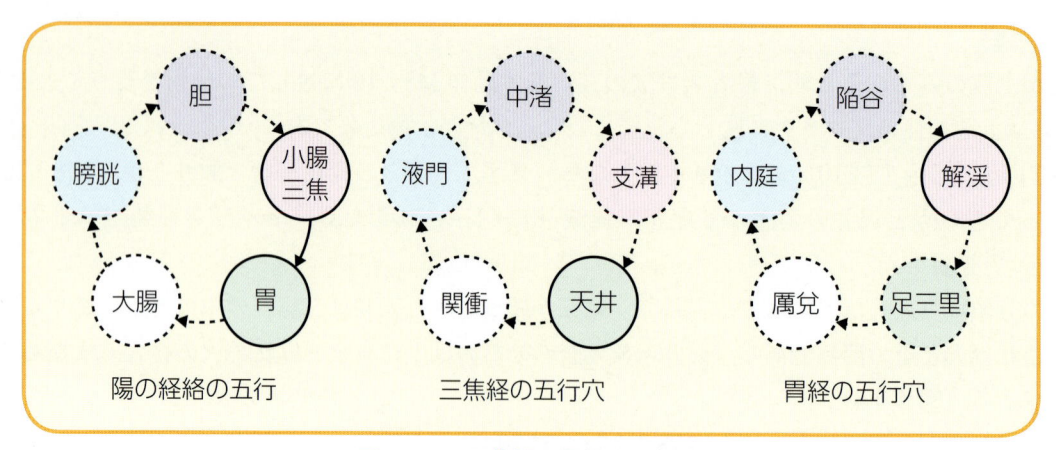

図 4-14 三焦経と胃経の五行穴

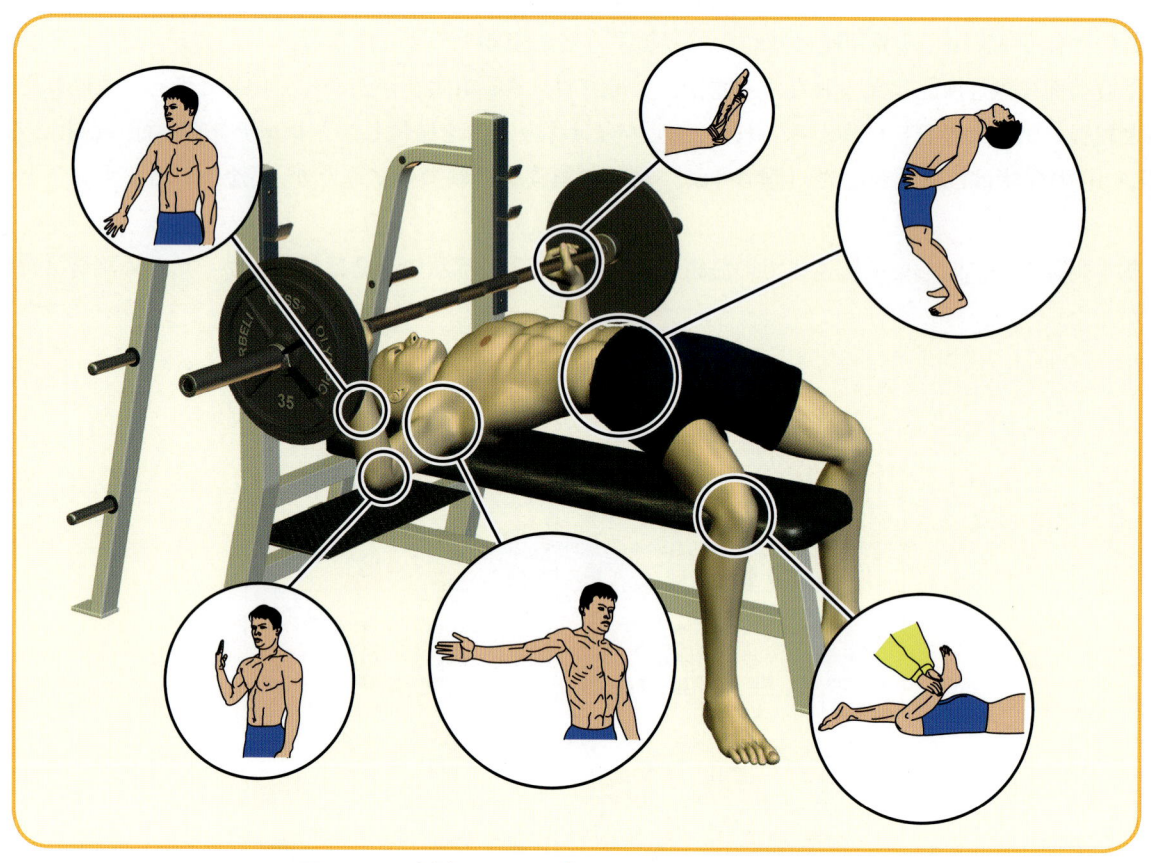

図 4-15 症例のベンチプレスのフォームと M-Test

表 4-1 ベンチプレスにおける主要な部位の動作と M-Test の分類

部 位	動 作	M-Test のブロック	五 行
前腕	回内	上肢前面	金
手関節	背屈	上肢側面	火
肘関節	屈曲	上肢側面	火
肩関節	水平伸展	上肢側面	火
体幹	後屈	下肢前面	土
膝関節	屈曲	下肢前面	土

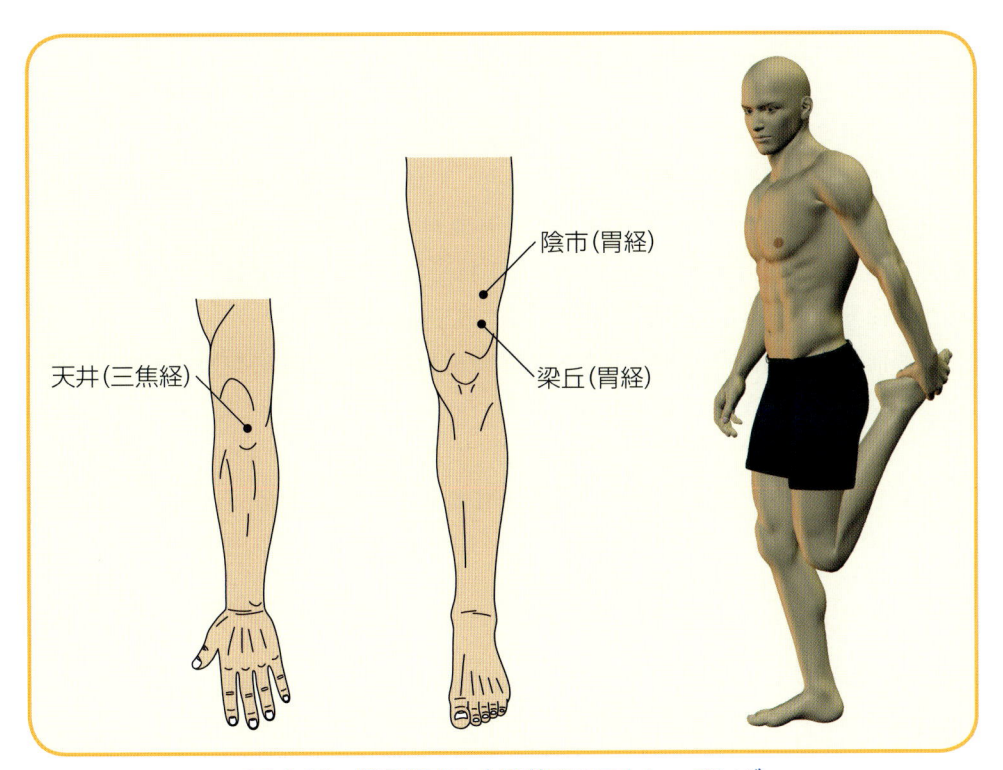

図 4-16　使用経穴と大腿前面のストレッチング

（竹藤宏樹）

5 肩関節痛に著効した一症例

● 56歳，女性，A.A.，保険セールス

主　　訴　左肩痛

現 病 歴　風呂場で滑って後ろ向きに転びそうになり，とっさに左手でドアノブをつかんだ（図4-17）．その日は何ともなかったが，翌日，朝起きると左肩が痛くて腕を挙上することができなかった．家の近所にある整骨院にて，赤外線の照射とテーピングをしてもらった．しかし，治療した翌朝になっても肩の痛みや，腕を動かすことができなかった．同日，友人の紹介で当鍼治療を受診した．

既 往 歴　なし

家 族 歴　なし

所　　見
身体所見：身長158 cm，体重50 kg，BMI 20.0
M-Test所見：M4左：痛みで肩関節が少し動かしにくい．M6左：痛みで最も動きができない動作．
　　　　　　M8左，M10左：同じ程度の痛み．しかし，M6左の動作よりは動かしやすい（図4-18）．

治療と経過

　最も動作の制限があったのは，M6左の動作であったため，上肢後面を走行する小腸経（SI），心経（HT）を治療経とした．それぞれの経絡上の経穴である後渓（SI3），小海（SI8），神門（HT7），少衝（HT9）の4経穴を順に軽く触れて肩関節を挙上してもらった．4経穴のうち，神門（HT7）を触れて挙げると通常の痛みが劇的に軽減されたため，その箇所にシール付き円皮鍼（パイオネックス0.6 mm，セイリン社製）を貼付した．また，上腕後面の筋硬結部に手技を施し円皮鍼を貼付した．後に治療効果の確認のため，肩関節屈曲動作を行ってもらい動作時痛の改善を確認した．

　次に，左上肢側面の伸展動作のM10左に対して治療を行った．M10左とM8左はほぼ同じ程度の痛みと述べたが，動作時の顔の表情がM10左の動作を行ったときの方が若干厳しかったためM10左に対して治療を行った．左側面の経絡である心包経（PC）と三焦経（TE）の4つの経穴である大陵（PC7），中衝（PC9），中渚（TE3），天井（TE10）のうち，最も有効だったのは，中渚（TE3）だった．中渚（TE3）にシール付き円皮鍼を貼付して動作を確認すると，M10左以外にM8左の動作時痛も軽減されていた．

考　察

　日頃から小さい孫が可愛くて抱きかかえたりするが，最も痛い動作はその孫を抱え上げる動作であるM6左だった（図4-19A）．風呂場で転びそうになりとっさにドアノブを左手でつかんだということだったが，そのときはこんなに痛みが出現するとは思わなかったとのこと．後面を急に引き伸ばされたような状態になり，左上肢前・後面の筋肉がダメージを受けたかもしれない．したがって，翌日に後面を伸展させる肩関節の屈曲動作で，強い痛みが誘発された可能性がある．

　また，この患者は保険のセールスをしており鞄（カバン）を左でよく持つ癖があるとのことであった（図4-19B）．最近では，鞄の中身が多くなり指で鞄の柄を握り持つ以外に肘を曲げて鞄の柄を引っ掛けて持つことも多いという．左肩痛は，左腕でドアノブをとっさにつかんだというアクシデントのせいかもしれないが，それ以前に左腕に疲労がたまっており，強くない程度の肩関節伸展の強制にもかかわらず三角筋や僧帽筋のダメージが発生した可能性もある．鞄は，肘に鞄の柄を引っ掛けて持つ場合も，指で鞄の柄を握り持つのも側面の負担を招く．したがって，側面への刺激により，M10左とM8左の両方の制限動作に効果が得られた可能性がある．

経　過

　1週間後の再診の際，前回初診の翌日は肩の挙上時の痛みはほとんど消失していたとのことだった．しかし，再診治療の5日後に突然受診に来られた．話を聞くと，「痛みがほとんどなくなって調子が良かったので，いつものように孫を抱え上げると左肩に強い痛みが走った」とのことだった．同様に，M-Testを行い左側面の制限を確認，同様の治療を行うと痛みは軽減した．

セルフケア指導

　痛みが軽くなったとしても，完全には元に戻っていないことがあるので，しばらくは少し肩を気にしていたわるように指導した．違和感があるうちは，左腕の後面と側面（内側面，外側面）のストレッチを入念にするよう指導した．

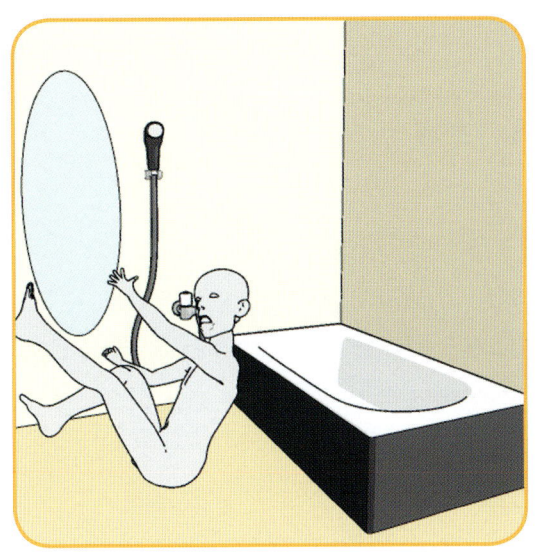

図 4-17　肩を痛めたときの状況（イメージ）

　風呂場で後ろ向きに転倒しそうになり，バランスを崩した際，とっさにドアのノブを握った．その際，上肢の後面が必要以上に伸ばされた可能性がある．

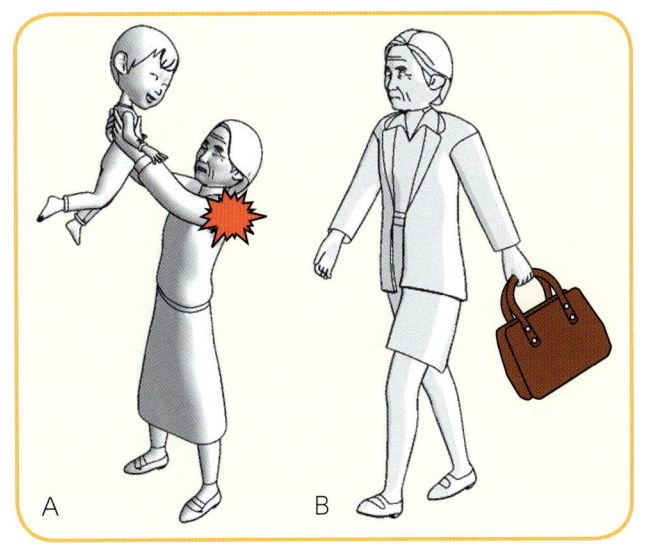

図 4-19　孫を抱き上げる動作（A）と仕事で鞄を持つ動作（B）

A：左肩関節の痛みのため，かわいい孫を抱き上げるような肩関節屈曲動作がつらい．
B：患者は保険のセールスをしており，日頃は鞄を左手に持っていた．最近鞄の中身が重く，肘を曲げて持ったりしていた．左上肢の疲労も考えられる．

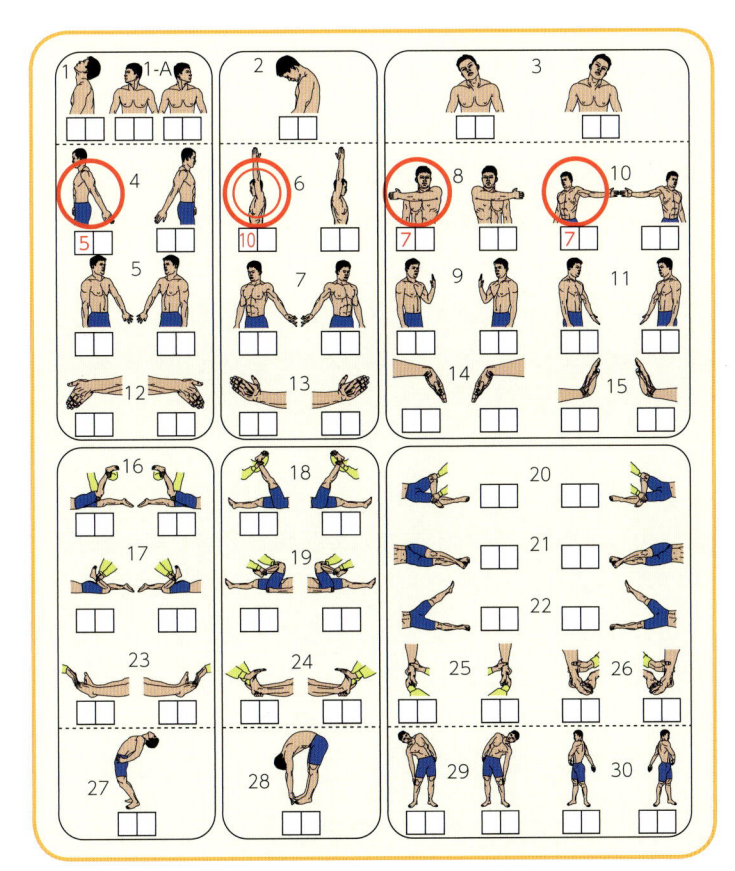

図 4-18　症例の M-Test 所見

　患者は，左上肢の動きの制限をはっきりと確認できた．特に左肩関節屈曲動作が最も痛みが強くスムーズに動かせない状態だった．この動作をターゲットモーションに設定し治療を行った．

（本田達朗）

第 4 章　臨床の実際　75

6 肩　痛

●34歳，女性，M.S.，主婦

主　訴　肩痛（右）

現病歴　1週間前より突然発症した右肩（利き腕側）の痛み．「肩の付け根が重く痛い」．包丁で食材などを切る動作をするときに特に痛む．過去にも五十肩を患ったことがある．そのときの痛みに似ているということから，「また今度も同様の肩関節周囲炎だろう」と軽く考え，肩周辺に湿布薬を貼付したが，症状は変化しない．右肩痛に加えて，右手首橈側および第1～2指にしびれが走るようになったために受診した．

既往歴　特になし

家族歴　特になし

所　見
M-Test 所見：特にM12：右手首尺屈，で右肩痛が誘発された．その他の所見は**図4-20**に示す．

治療と経過

　M-Test 所見に対して有効な経穴と判断できたのは（「M12：右手首尺屈」），二間（LI2）と太淵（LU9）であった（上肢前面）．それぞれに，皮膚刺激ツール（ソマセプト・ソマレゾン，東洋レヂン社製）を用いて治療を行った．また，上肢前面（右手首橈側，腕橈骨筋）のストレッチおよびマッサージを指導して1日に2回ほど行うように勧めた．初回治療後に主訴が軽減したことに加え，3日後の再診時にも症状はほとんど見られず，以前のように，包丁で食材などを切る動作をするときに痛むことがなくなった．

考　察

　本症例では，上肢前面（手首橈側）に対応する経穴で症状が著減した．患者に1週間前の日常生活についての変化を聞いたところ，自治会のイベントの手伝いで，大量の食材を包丁で切る作業を小学校の息子さんと一緒にした後から特に痛むようになった．大量の食材を包丁で切る作業動作を繰り返すことによって上肢前面（手首橈側）に負担がかかり，肺経（LU），大腸経（LI）の走行からも，肩痛を引き起こしたことが原因と考えられる（**図4-21**）．上肢を支える肩部のみならず，手首などにも前面の動作制限が見られるため，包丁で食材を切る動作とともに一連の動きを理解する必要がある．

図 4-20 症例の M-Test 所見

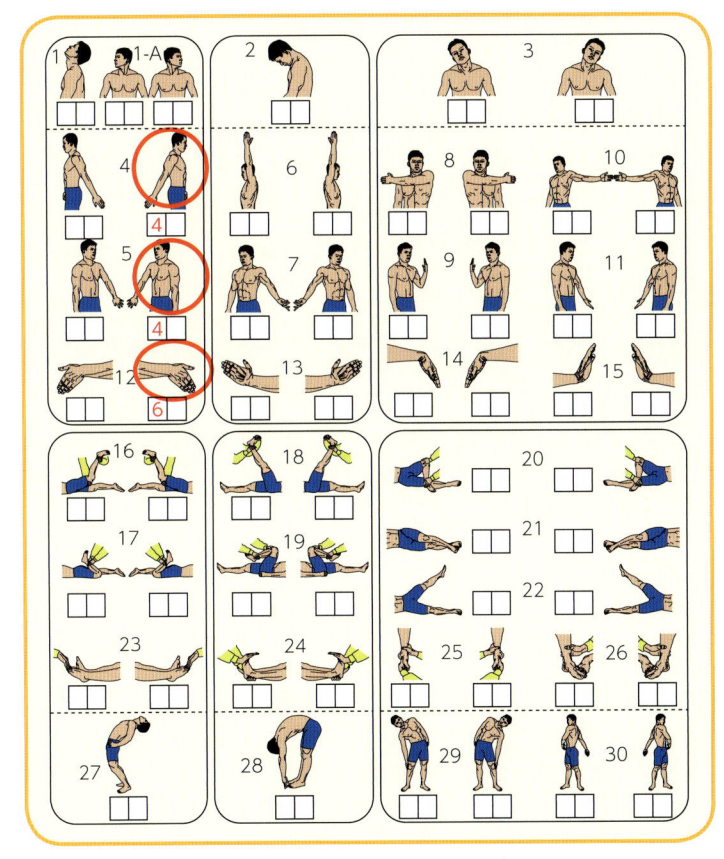

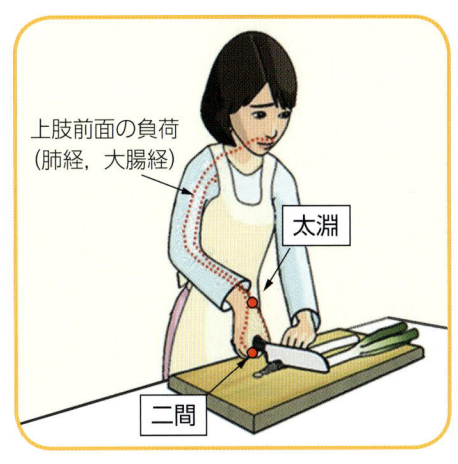

図 4-21 食材を包丁で切る動作の負荷

（沢崎健太）

7 ジャンパー膝に著効した一症例

● 19 歳，男性，N.M.，大学生（バスケットボール部員）

主　訴　左膝痛

現病歴　約 1 カ月前に大学に入学し部活動を再開してから，慢性化していた左膝痛が悪化した．それに伴い，股関節および大腿部にも痛みが出現するようになり，帝京平成大学附属帝京池袋鍼灸院を受診した．

既往歴　オスグット病

家族歴　特になし

所　見
検査所見：Roles によるジャンパー膝の分類の第 2 相
M-Test 所見：M17：腹臥位で左膝屈曲動作で左膝痛が誘発され，M23：背臥位で左足屈曲（底屈）動作で違和感（伸びている感じ）を感じた（**図 4-22**）．

第 4 章　臨床の実際　77

治療と経過

M-Test 所見（「M17：左膝屈曲」および「M23：左足屈曲（底屈）」）に対して，左大腿部前面（外側広筋上の叩打痛部）と左下腿前面（ST36（足三里））とに寸3－3番鍼を刺鍼して，2.5 Hz で筋収縮に伴い膝蓋骨が軽く動く強さで10分間の筋パルスを行った．鍼通電療法直後に再び M-Test 所見を確認すると，「M17：左膝屈曲」時の痛みがわずかに残存していたため，膝蓋靱帯上の圧痛部に円皮鍼（パイオネックス 0.6 mm，セイリン製）を貼付すると M-Test 所見が消失した．2週間後の再診時には症状はほとんど見られず，部活動にも差し支えがなくなったとのことであった．

考　察

本症例では，左下肢前面の筋群に対応することで症状が著減したことから，ジャンプ動作の繰り返しなどによって左下肢に加わった過負荷で症状が悪化したと推測された．

セルフケア指導

再発予防のため，左大腿部前面（大腿四頭筋）のストレッチを特に練習前後に行うように指導した．

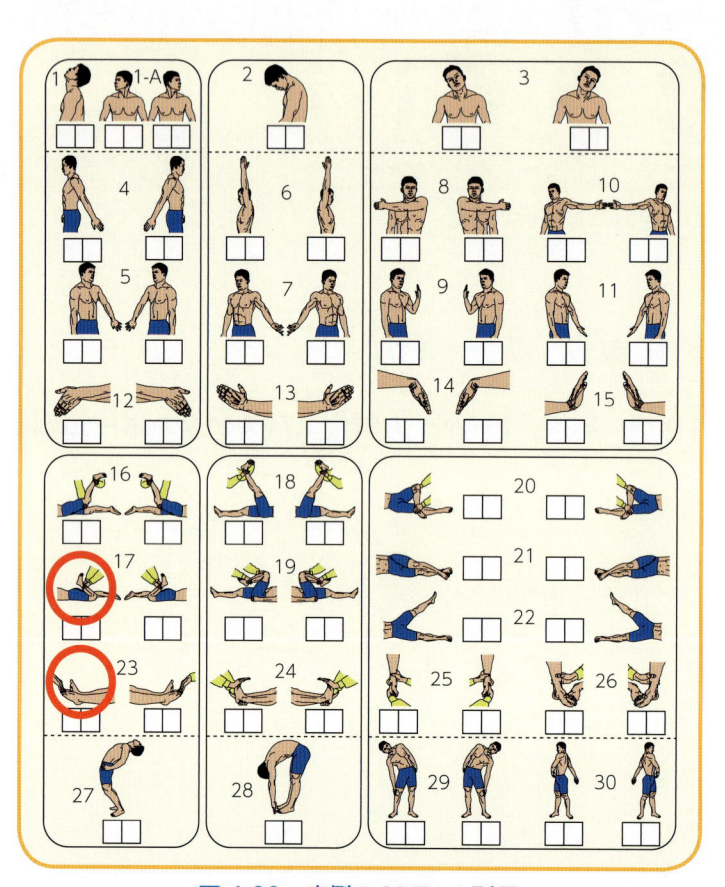

図 4-22　症例の M-Test 所見

（宮崎彰吾）

8 右殿部痛，間欠性跛行

● 55歳，男性，会社員

主　　訴　右殿部痛　間欠性跛行

現 病 歴　ゴルフ練習を3回/週で行っていたが，右殿部痛のためにできなくなった．X年6月には，10分間の歩行で痛みのために歩けなくなり立ち止まり，1分くらいで歩けるが，すぐに再発する．ロキソプロフェンは無効．7月1日当科受診

既 往 歴　特になし

身体所見　身長168 cm，体重69 kg

自覚症状　暑がりでも寒がりでもない，口渇なし，水分摂取500ml/日，自汗なし，食欲良好，尿回数5～6回/日，夜間尿0～1回，便通1回/日

所　　見　M-TestではM28の体幹前屈とM18の右下肢後面を伸展する動き，M30の体幹右にねじる側面の動きで右殿部痛が誘発（図4-23）．

漢方医学的所見　脈候は沈，実，大．舌候は暗赤色，腫大と歯痕あり，微白苔．腹候は腹力中等度，上腹部腹直筋緊張あり，小腹不仁，両臍傍に瘀血の圧痛を認めた．

治療と経過

　右下肢後面のM18の動きは右復溜（KI7）→右尺沢（LU5）にパイオネックス0.6 mm（セイリン社製）を使用して軽快し，バックスイングと同じ体幹を右にねじる側面の動きM30で誘発される右殿部痛は左陽輔（GB38）にパイオネックスを使用して改善した．2カ月間で6回の鍼治療を行い，痛みは消失した．
　鍼治療と平行して湯液治療も行った．腹部所見で瘀血と腹直筋緊張の所見があり，桂枝茯苓丸と芍薬甘草湯を処方して，間欠性跛行は1カ月で改善した．

考　察

　患者はゴルフの練習を繰り返すうちに，腰痛，間欠性跛行が出現していた．
　ゴルフスイングの練習では，初めに体幹を前屈した姿勢からバックスイングで身体を右にねじり，そこからボールをとらえるインパクト，左に身体をねじるフォロースルーへと，同じ動作を繰り返すことになる．同じ動作の繰り返しは同じ筋肉に疲労が蓄積しやすく，場合によっては筋肉の一部破壊を伴うことが考えられる．
　本症例では右殿部痛がゴルフスイング動作に近い動きで誘発されており，24穴の治療と組み合わせ穴を利用して症状の改善を認めた．スポーツ選手では，強い運動を繰り返すことで，瘀血（この場合は筋肉の血行障害と考える）をきたすことがあり，湯液治療で血流を良くする治療を行ったことも症状の改善に寄与したと思われる．

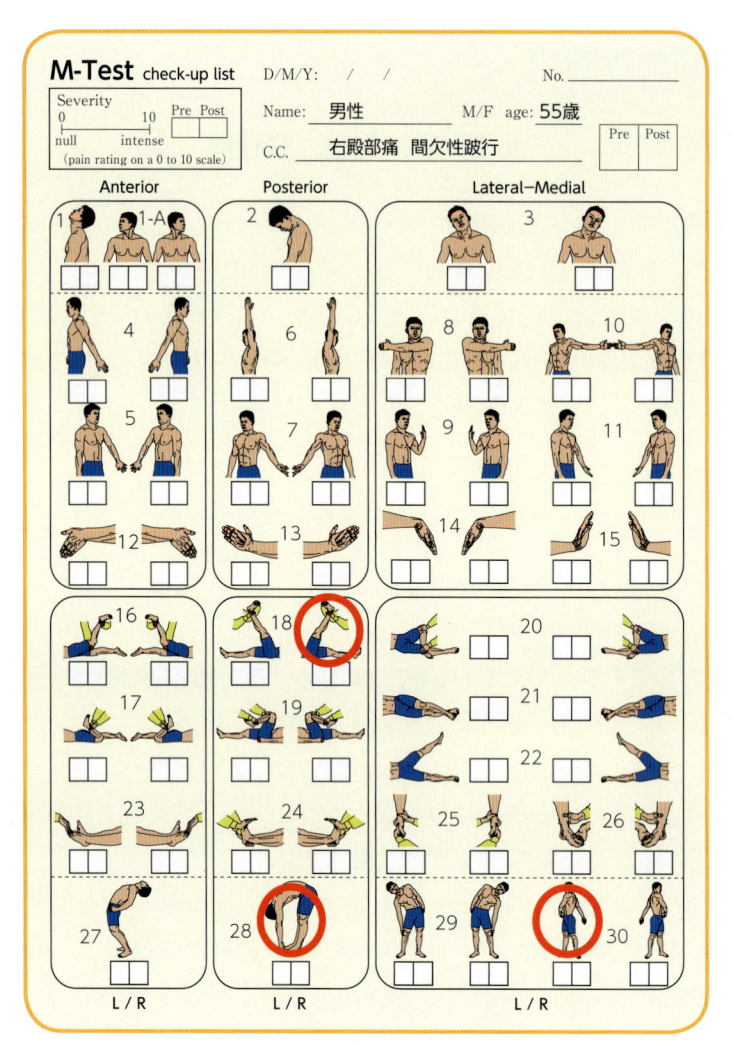

図 4-23　症例の M-Test 所見

（久保田正樹）

参考文献

1) 松本美由季・他：慢性期脳血管障害後遺症患者に対するMテストを用いた低侵襲性の鍼施術．日本運動療法学会大会抄録集，32：B3，2007．
2) 松本美由季・他：低侵襲性の鍼が片麻痺患者の歩行能力を変化させた一症例．全日本鍼灸学会雑誌，57(3)：410，2007．
3) 沢崎健太・他：企業内労働者における運動器症状への鍼治療の効果と医療費との関連性に関する検討．全日本鍼灸学会雑誌，51(4)：492-499，2001．
4) 宮崎彰吾・他：鍼灸治療における施術者患者のリスク・コミュニケーションに関する基礎的研究．全日本鍼灸学会雑誌，58(4)：642-653，2008．
5) 向野義人：スポーツ鍼灸ハンドブック—経絡テストの実際とその応用．文光堂，2003．
6) 大隈祥弘・他：継続的鍼治療が大学ラグビー選手のコンディショニングに及ぼす影響　M-Test・疲労部位しらべ・POMSテスト・%ΔHR30によるコンディション判定を用いての検討．日本臨床スポーツ医学会誌，18(2)：264-273，2010．
7) 大隈祥弘・他：動きに伴う症状を指標とする円皮鍼治療が陸上競技短距離選手の反応時間に及ぼす影響．日本臨床スポーツ医学会誌，19(2)：250-257，2011．
8) 森山朝正・他：[スポーツ分野における鍼治療のエビデンス]バイオメカニクスからみた鍼治療の効果．臨床スポーツ医学，27(6)：649-657，2010．
9) 泉重樹・他：経絡テストによる大学ボクシング選手のコンディション評価．日本臨床スポーツ医学会誌，15(3)：385-394，2007．
10) 近藤宏・他：ゴルフで生じる腰部症状とM-Test（経絡テスト）陽性動作の関連性について．東洋医学とペインクリニック，39(3-4)：98-107，2009．
11) 妻木充法：サッカークラブワールドカップ（日本/2007）における審判のメディカルサポートの報告．全日本鍼灸学会雑誌，58(4)：684-689，2008．
12) ケア・ワークモデル研究会．https://m-test.org/
13) 向野義人・他：経絡テスト．医歯薬出版，1999．
14) Hotta H, et al.：Gentle mechanical skin stimulation inhibits the somatocardiac sympathetic C-reflex elicited by excitation of unmyelinated C-afferent fibers. *Eur J Pain*, 2010；14(8)：806-813.
15) 松田博公：松田博公対談集　日本鍼灸を求めてⅠ．緑書房，2011，pp.181-230．

付録

付-1. 資　料

1. M-Test 所見用紙

2. M-Testの6つのブロックと基本24穴

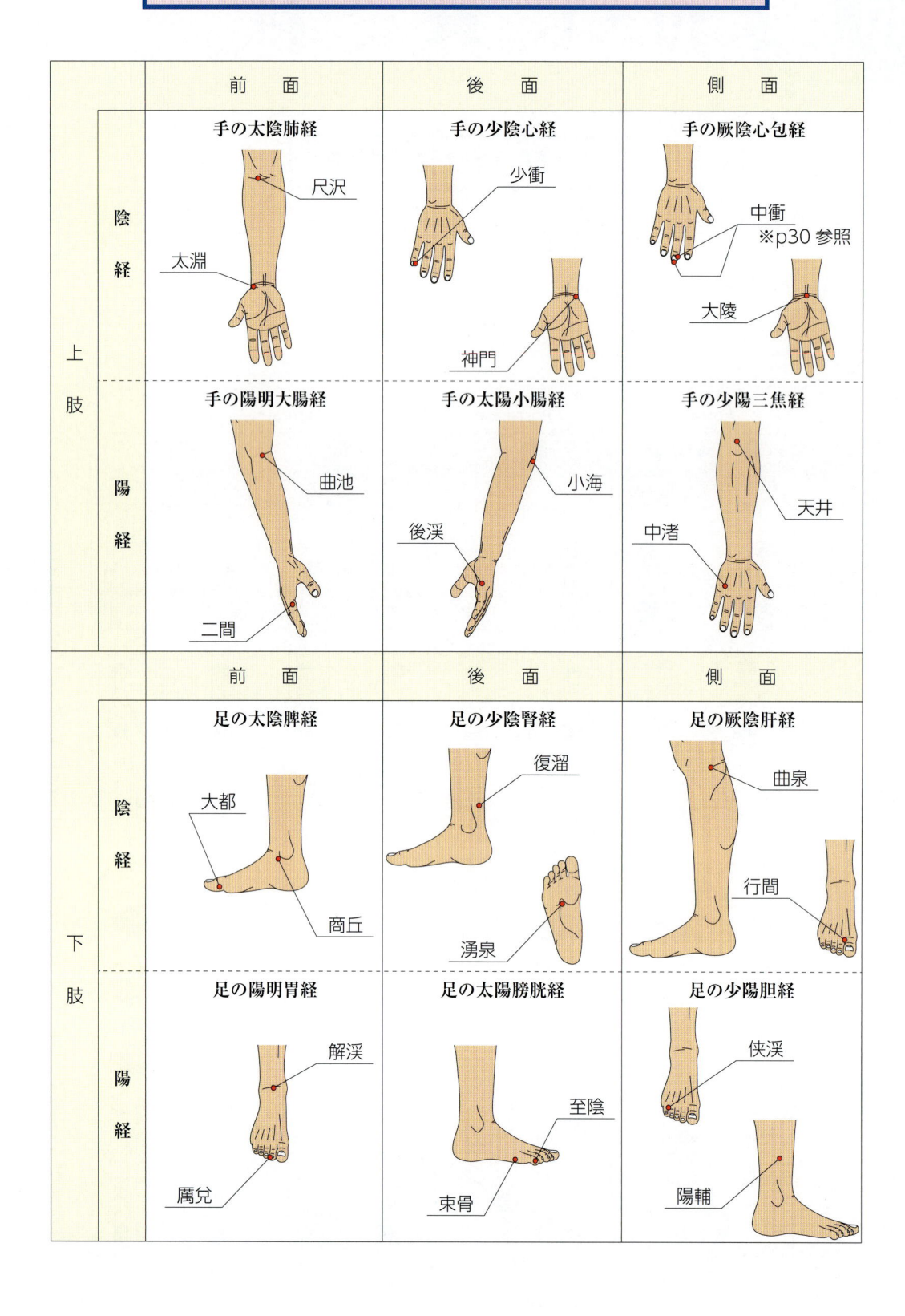

		前　面	後　面	側　面
上肢	陰経	手の太陰肺経 尺沢／太淵	手の少陰心経 少衝／神門	手の厥陰心包経 中衝／大陵　※p30参照
上肢	陽経	手の陽明大腸経 曲池／二間	手の太陽小腸経 小海／後渓	手の少陽三焦経 天井／中渚
		前　面	後　面	側　面
下肢	陰経	足の太陰脾経 大都／商丘	足の少陰腎経 復溜／湧泉	足の厥陰肝経 曲泉／行間
下肢	陽経	足の陽明胃経 解渓／厲兌	足の太陽膀胱経 至陰／束骨	足の少陽胆経 侠渓／陽輔

3. 五行穴

12本の経絡に属する経穴のうち，末梢から肘関節または膝関節にかけて分布する5つの経穴には，井穴，榮穴，兪穴，経穴，合穴という役割が与えられており，これを五兪穴と呼ぶ．

さらに陰の経絡は井穴から順番に木，火，土，金，水と分類され，陽の経絡は井穴から順番に金，水，木，火，土と分類されている．こちらを五行穴と呼ぶ．

基本24経穴の選択はこの五行穴より導き出されており，表中に太枠で示す．

陰の経絡	五兪穴	井	榮	兪	経	合
	五行穴	木	火	土	金	水
木	肝	大敦	行間(子)	太衝	中封	曲泉(母)
火	心	少衝(母)	少府	神門(子)	霊道	少海
	心包	中衝(母)	労宮	大陵(子)	間使	曲沢
土	脾	隠白	大都(母)	太白	商丘(子)	陰陵泉
金	肺	少衝	魚際	太淵(母)	経渠	尺沢(子)
水	腎	湧泉(子)	然谷	太渓	復溜(母)	陰谷

陽の経絡	五兪穴	井	榮	兪	経	合
	五行穴	金	水	木	火	土
木	胆	足竅陰	侠渓(母)	足臨泣	陽輔(子)	陽陵泉
火	小腸	少沢	前谷	後渓(母)	陽谷	小海(子)
	三焦	関衝	液門	中渚(母)	支溝	天井(子)
土	胃	厲兌(子)	内庭	陥谷	解渓(母)	足三里
金	大腸	商陽	二間(子)	三間	陽渓	曲池(母)
水	膀胱	至陰(母)	足通谷	束骨(子)	崑崙	委中

4. 経穴の組み合わせ

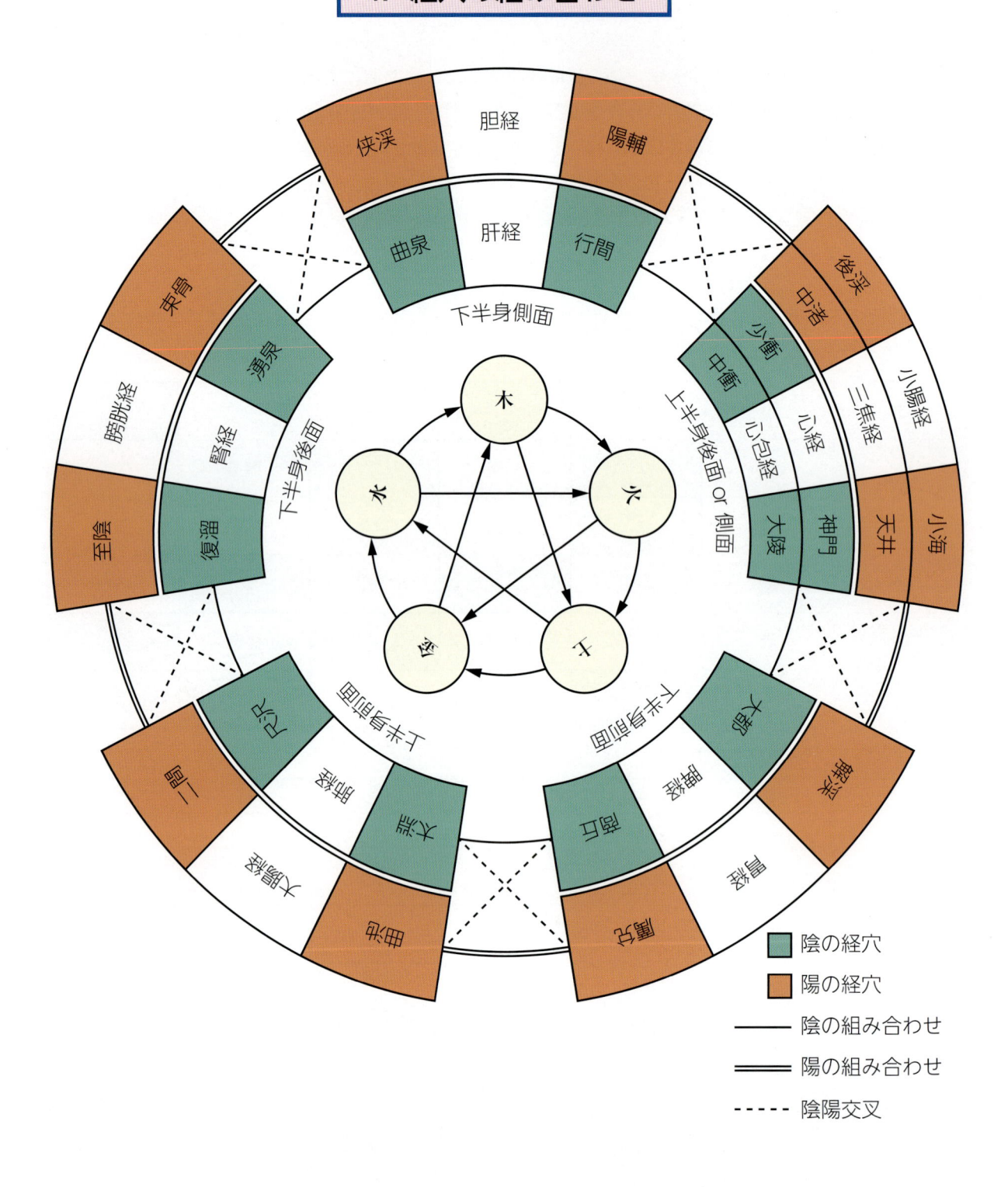

5. 参考図書・ウェブサイト

● M-Test 関連書籍
1) 向野義人・他：経絡テスト．医歯薬出版，1999．
2) 向野義人：経絡テストによる診断と鍼治療．医歯薬出版，2002．
3) 向野義人：スポーツ鍼灸ハンドブック　経絡テストとその応用．文光堂，2003．
4) 向野義人・他：競技力向上と障害予防に役立つ　経絡ストレッチと動きづくり．大修館書店，2006．
5) Mukaino Yoshito：Sports Acupuncture—The Meridian Test and its applicayions. Eastland Press, 2008.
6) 向野義人：M-Test 基本ガイド　経絡テストからの展開．医歯薬出版，2017．

● 経絡・経穴関連書籍
1) World Health Organization：WHO STANDARD ACUPUNCTURE POINT LOCATIONS IN THE WESTERN PACIFIC REGION・World Health Organization, 2008.
2) WHO 西太平洋地域事務局：WHO/WPRO 標準経穴部位 日本語公式版・医道の日本社，2009．
3) 第二次経穴委員会・編：詳解・経穴部位完全ガイド—古典から WHO 標準へ．医歯薬出版，2009．

● ウェブサイト
1) ケア・ワークモデル研究会：https://m-test.org/
2) MUKAINO METHOD：https://www.mukainomethod.com/
3) M-Test（経絡テスト）：http://m-test.takefuji.net

6. ケア・ワークモデル研究会について

　ケア・ワークモデル研究会は 2006 年,「ケアを必要とする人々の症状・苦痛が, 安全かつ低侵襲性に, 的確かつ迅速に和らぐことを目的とした新たなワークモデルを, 医療・看護・介護・産業衛生・スポーツなどの各分野にて研究開発する. またこれらを提供できる人材を育て, より多くの方の未病から病後までの様々なステージに貢献することで, 社会的公益に寄与する. (会則「第 2 章　目的および事業より」)」ことを目的として設立された.

研究会ではその理念のもと, 次のような事業を展開している.
1. 新たなケア・ワークモデルの研究開発の推進と発表集会の開催.
2. 関連する学会・団体と提携した新たなケア・ワークモデルの普及.
3. これらを提供する人材の育成事業.
4. その他, 本会の目的達成のために必要な事業.

●ウェブサイト
　ケア・ワークモデル研究会：https://m-test.org/

●事務局連絡先
　〒822-0024　福岡県直方市須崎町 13-13 城村鍼灸院内
　　　　　　　TEL：090-2965-6770
　　　　　　　FAX：092-303-8816
　　　　　　　E-mail：care.workmodel@gmail.com

（竹藤宏樹）

付-2. M-Test / Q & A

1. M-Test の治療法について

Q1　M-Test では，異常のある動きをどのように判定しますか？

　M-Test 動作を行った際に痛み，張り感，だるさ，違和感といった異常感覚を伴い，動きができない，あるいは行いにくい場合には陽性動作となります．また，左右の同じ動作を行った際に関節可動域（ROM）や術者の手にかかる荷重の左右差を比較して陽性を決める場合もあります．

Q2　M-Test で，伸展される部位以外に痛みなどがある場合はどのように判断しますか？

　M-Test は身体の動きを重視します．したがって，痛みの影響を受けている箇所があればその箇所を動かす M-Test の動作は陽性となる可能性は強いですが，一見主訴と関係ないだろうと思える箇所の陽性動作も実は主訴の原因と関係している場合もあります．

Q3　M-Test の治療手順を教えてください

　効率よく治療をするため，Step1, 2, 3 という手順に従って治療を行うことが基本となります（第3章 7. M-Test の施行手順を参照）．
　また，M-Test の7原則（p60参照）を守って行うことで，効率よく治療ができます．

Q4　M-Test は必ず全種類しなければいけないのですか？

　M-Test は全身のバランス状態を診るテストともいえます．全身に対して行う，つまり全種類行うことがより望ましいと思われます．同じ患者さんでもその日の状態や前日に身体へ与えた負荷により異なる状態になっている場合があります．したがって，可能であればその都度全種類行うことが望ましいでしょう．しかしながら，同じ症状が続く場合，初診のときに観察された最もスコアの高い陽性所見（ターゲットモーション）は持続していることが多いので，多忙なときは，この動きの再評価で治療を組み立てることは可能です．

> **Q5** M-Testの動作を立位や座位で行う際，指の向きなど正確に行わなければ判定できないのですか？

　M-Testの場合，基本姿勢は大変重要です．M-Testでは「気をつけ」の姿勢が基本姿勢となります．たとえば，患者さんに肩関節屈曲動作を行ってもらった際，手のひらが正面を向いている場合がよくあり，そうなると伸展面が後面と内側面と複合された形になります．したがって，M-Testを行う際には，行わせる側（施術者）も対象者（患者，選手など）が動作を正しく行っているかチェックする必要があります．

> **Q6** M-Testの動きに伴う痛みなどの症状を1～10のスコアで表現できない患者がいるときにはどうしたらよいですか？

　1～10のスコアではなく，◎辛い，○やや辛い，△違和感ありなど，簡単な表現に工夫するとよいでしょう．はじめは表現できなくとも，M-Testを繰り返すうちに徐々に慣れて表現できるようになります．

> **Q7** 症状があるのにM-Testの動きに伴う痛みなどがないと訴えるときにはどのような工夫があるでしょうか？

　患者がまったく症状を感じ取れない／表現できない場合は，術者の望診（ROMの左右差や動きのスムーズさ）や触診（術者にかかる荷重の左右差など）を参考に判断します．

> **Q8** M-Testをする上で守るべき点はありますか？

　M-Testで効率よく，安全に治療を行うにはM-Testの7原則を守ることが大切です．特に，陽性動作が上半身と下半身に存在する際には，下半身から治療を行うこと，M-Testの治療を数回行っても効果が得られない場合は，西洋医学的な精密検査を受け器質的に問題がないか確認することなどは，安全に治療を行うためにとても重要なことでしょう（第3章 10. M-Testの7原則を参照）．

2. 勉強法（スキルアップ含），教育について

> **Q1** M-Testはどうやったら勉強できますか？

　講習会を受講することをお勧めしますが，書籍を購入して独学することも可能です．
　2006年にM-Testの普及と向上を目的とし，より広い人が利用できる診断および治療体系の確立をめざして設立されたケア・ワークモデル研究会（会長向野義人）があります．M-Testの各種講習会や学術総会，活動状況など，最新の情報は公式ホームページやブログなどで入手できます．また，SNS（ソーシャル・ネットワーキング・サービス）などで情報交換や情報を配信していく予定であります．

詳細は，ウェブサイト（https://m-test.org/）をご参照いただき，ご不明な点は事務局へお尋ねください．

●講習会を受講する

ケア・ワークモデル研究会が開催する講習会には，初級，中級，上級の3段階（各6時間の講習）があります．中級と上級は，所定の条件を満たしていれば受講資格の認定を受けることができます．

●書籍で勉強する

今までに出版された書籍には，M-Testの基礎となる方法論を解説したものとスポーツに特化したものがあります．

『経絡テスト』[5]，『経絡テストによる診断と鍼治療』[6]では，M-Test（経絡テスト）の理論的背景と基礎を学ぶことができます．また，『スポーツ鍼灸ハンドブック』[7]では，様々なスポーツにおける応用としてのM-Test（経絡テスト）が，『競技力向上と障害予防に役立つ経絡ストレッチと動きづくり』[8]はコンディショニングへのM-Testの応用が解説されています．また，スポーツ鍼灸ハンドブックは英訳され『Sports Acupuncture』[9]の名称で出版されています．

その他，「東洋医学鍼灸ジャーナル」，「North American Journal of Oriental Medicine」，「治療」など，雑誌への掲載があります．今後，M-Testの最新の方法論を解説した書籍，第2弾となるM-Testのスポーツへの応用などの出版を予定しています．

Q2　M-Test講習会はどこで受講できますか？

主にケア・ワークモデル研究会の主催により，福岡をメインに，年に数回の講習会が開催されています．また随時，関東や関西などでも開催しています．

上記以外にも一定以上の人数が集まれば，施設ごと，団体ごとのグループ講習会も開催可能です．詳しくはケア・ワークモデル研究会事務局へご相談ください．

Q3　ケア・ワークモデル研究会の目的は何ですか？

先端医学による医療の高度化は病気のキュアを可能としつつあります．一方，キュアできない病気の症状や苦痛は置き去りにされる状況を生み出し，ケアを必要とする人々が年々増え続けています．さらに，高齢化社会の到来がこの事態に拍車をかけており，簡便で効果的なケアの方法が求められています．M-Testでは，個々人の特徴にあわせてケアする新たなワークモデルの開発が可能であり，様々な領域で活用することをめざして活動を行っています．ケアの対象は，従来の医療・看護・介護技術とまったく同じですが，東洋医学の知恵を活用した新たな方法（ワークモデル）によって，一層，患者の症状・苦痛が安全・的確に，かつ迅速に和らぐよう研究開発することをめざして研究を行います．そして同時に，この方法を提供できる人材を育てることを目的としています．

Q4　各講習会ではどのようなことを行うのですか？

講習会は，初級・中級・上級の3段階に分かれています．その他にも，インストラクター養成，ブラッシュアップ講座なども随時行っています．

【初級】

まったく経絡経穴を知らない人でも受講できるように，経絡（ルート）と経穴（ツボ）の基礎から学べるようにし，すぐに臨床で実践でき，臨床に生かせる手法を学びます．具体的には，M-Testの基礎理論を主に，動作テスト一つ一つの方法と陽性所見の見つけ方，経絡と動きの関係やM-Testで使用する基本24経穴の位置，治療手順，刺激方法など，M-Testの基礎となる治療方法を学びます．

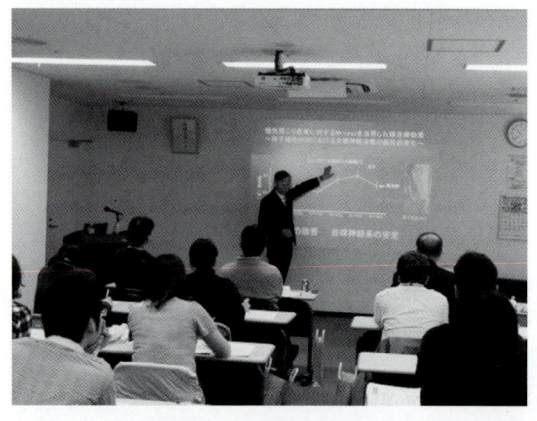

図付-1　講習会の様子

【中級】

初級を受講し，習得した方が対象です．五行の関係を学ぶことに始まり，動きにおける五行関係とその分析を学び治療につなげる方法論，初級で学んだ24穴の組み合わせ治療，陰陽交叉治療，そして中心軸の治療である華佗夾脊穴や脊柱の軽度弯曲，仙腸関節部の治療などを学びます．

【上級】

中級認定者が受講の対象となります．基本24穴にさらに12穴を加え，全36穴を使って相生関係から相剋関係まで治療できるように学びます．また，所見からツボや患者の背景を推測して治療を行うなど，さらにレベルの高い治療をめざしたトレーニングを行います．

【インストラクター養成】

上級認定者が対象です．修了するとケア・ワークモデル研究会主催の講習会の講師をすることができます．

【ブラッシュアップ講座】

中級を受講された方を対象とした講座です．詳細は，以下のフォローアップ講座に関する質問項目に示します．

Q5　フォローアップ講座などはありますか？

初級者，中級以上の詳細は以下のとおりです．

【初級者を対象とした講座】

フォローアップ講座は開催していません．初級では，動作や陽性所見の見つけ方，治療手順など，M-Testの基礎となる重要な内容を教授しています．したがって，内容をよく理解していただくことが重要と考え，フォローアップよりも初級講習会の再受講をお願いします．簡単な質問などは個別にE-mailでお答えすることもできるのでご連絡ください．また，要望があれば初級対象のフォローアップ講座なども企画するよう検討いたします．ケア・ワークモデル研究会事務局へ意見などをお寄せください．

【中級以上を対象とした講座】

　ブラッシュアップ講座を開催しています．ここでは，一度聞いただけではなかなか理解できない五行の関係を復習し，さらにグループなどでディスカッションを行いながら実践トレーニングを行います．

　ブラッシュアップ講座の開催は不定期です．日程等に関しては，ケア・ワークモデル研究会公式ホームページをご覧ください．

Q6　M-Testの治療法について質問があります．相談窓口などはありますか？

　初級や中級の講習会を受講し，M-Testを臨床に応用すればおのずと様々な質問が出てくるものです．また，一度講習を受けただけですべてを理解してスラスラと臨床に応用するのは難しいでしょう．ケア・ワークモデル研究会では，M-Testを学ばれた方が臨床でM-Testを活用していただき，正しい手法を世間に普及させることを願っています．そのためにも，質問がある場合にはフォローアップを行います．少しお時間をいただきますが，インストラクターが回答しますので，ケア・ワークモデル研究会事務局へE-mailで質問事項などをお送りください．また，SNSなどでディスカッションを行うように検討しています．初心者の方から経験豊富な方まで，より多くの方からの興味深い症例報告や，治療がうまくいかなかったときにもアドバイスを受けられるようにしていけたらと考えています．

　※正しい手法を身につけていただくため，講習会を受講されたことのない方は，まず講習会を受講されることをお勧めします．講習会では書籍には記載していない細部にわたり指導を受けることができます．

Q7　臨床例などを学ぶ機会はありますか？

　様々な現場でM-Testを実践し，活躍されている先生方の具体的な症例は大変貴重な情報です．また，実際に経験された話を直接聞き，ディスカッションすることができる機会は貴重だと考え，ケア・ワークモデル研究会では症例検討会，症例解説，症例報告会などを行っています．地域ごとにおける症例検討会や，初級・中級講習会との同時開催による症例検討会も行っており，

　またケア・ワークモデル研究会学術総会において症例解説を行い，より臨床への応用が可能となるよう，情報を提供・共有しています．これからも，M-Testにおける臨床例を多くの方が学べるように内容を検討していく予定です．開催日など詳細はケア・ワークモデル研究会公式ホームページをご覧ください．また，SNSを利用した臨床例を学ぶ機会を提供していく予定です．興味のある方はケア・ワークモデル研究会事務局へご連絡ください．

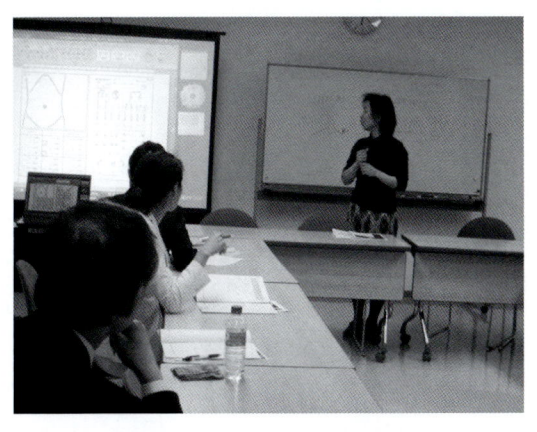

図付-2　症例検討会の様子

Q8　初級や中級の講習会を再受講できますか？

　初級・中級の講習には，再受講のシステムがあります．詳細はケア・ワークモデル研究会公式ホームページをご覧いただくか，直接ケア・ワークモデル研究会事務局へお尋ねください．

Q9　近くで講習会が開催されないのですが，講習を近くで開催してもらえますか？

　一定の人数が集まれば，各施設や各団体ごとの講習会も実施可能です．これまでには，看護師の団体，緩和ケアチーム，医療機関などでの団体講習の実績があります．

　入門コース（M-Test概要説明），初級コースの講習を行うことができますので，詳細はケア・ワークモデル研究会事務局へご相談ください．

Q10　M-Testは鍼灸大学や鍼灸専門学校などで学べますか？

　いくつかの専門学校や大学において，M-Testインストラクターが授業を担当し，授業の一環（特別学内講習）としてM-Testが組み込まれています．また，卒後教育に取り入れている学校もあります．

　2018年3月現在，常葉大学，鈴鹿医療科学大学，帝京平成大学，筑波技術大学，昭和大学などにM-Testインストラクターが在籍しており，学ぶことができる場合があります．

Q11　最新のM-Testを学べるところを教えてください．

　1995年に経絡テストとして始まったM-Testは，年々普及し様々な場で活用されていることを耳にするようになりました．これまでにPDCA（PLAN-DO-CHECK-ACT）サイクルを回しながら少しずつ改良されてきた手法であり，今後も必要でない部分が淘汰され，必要な部分が追加されることで，よりよい方法に改変されていくと思います．したがって，最も新しく正式な方法論を提供しているのは，ケア・ワークモデル研究会主催の講習会です．インストラクターは常時最新の方法を学んでいます．上記の大学などにおける授業においても，最新のM-Testを学ぶことができます．

Q12　だれでもM-Testを学ぶことができますか？

　ケア・ワークモデル研究会主催の講習会は，原則として医療国家資格を有する人を対象にしています．対象者は，医師，看護師，理学療法士，作業療法士，言語聴覚士，はり師，きゅう師，あん摩マッサージ指圧師，柔道整復師などです．臨床でM-Testを活用できる方が対象です．海外では，その他にカイロプラクティックドクターやナチュロパスなども対象となります．これまでには，上記資格者でプロスポーツのトレーナーとして活躍している人の受講があり，現場で用いられています．

　一般の方は，たとえば，よみうりFBS文化センター北九州（福岡地区）主催の「ツボ博士が教える動きがみつけるツボ療法（講師：向野義人）」（2012年2月現在実施中）などへの参加が可能です．詳細は，「よみうりFBS文化センター北九州」へお問い合わせください．

その他，講師派遣などのご要望があればケア・ワークモデル研究会事務局へご相談ください．

3. 臨床見学

Q1 向野先生の治療を見学できますか？

福岡大学病院東洋医学診療部には，様々な診療科から様々な疾患の患者が紹介されて来ます．ドクターショッピングを繰り返してかなり複雑になった患者が訪ねてくることも少なくありません．様々な症例を直接見学して治療法を学ぶことには大きなメリットがあります．しかし現在，東洋医学診療部で行われる向野の診療見学は，ケア・ワークモデル研究会会員で講習会受講が終わっている人のみに制限しています．以前は国家資格を持つ見学希望者の受け入れをしていましたが，希望者が多く，大学病院という限られたスペースの中での診察が困難になったという経緯があります．さらには，患者への負担などを考慮したためです．また，診察室のスペースには限りがあるため，見学者の人数を制限しています．

※向野が退職したため，福岡大学病院東洋医学診療部の臨床見学は実施しておりません．

Q2 福岡大学病院東洋医学診療部でのM-Testの実際を教えてください．

福岡大学病院東洋医学診療部では，M-Testによる鍼治療は自由診療で行っています．原則として混合診療を避けるために，鍼治療を行う日に漢方薬処方などの保険診療は行いません．ただし，漢方医学的に漢方薬が必要とされる病態（冷え，逆上せ，関節の腫脹や熱感，瘀血など様々な病態）と判断すれば，診療日を変えて漢方薬治療を併用します．

M-Testではストレッチや，ソマセプト・ソマレゾンでのセルフケア方法を指導し，患者さんやご家族にも積極的に治療に参加して頂くようにしています．

Q3 病院（医療機関）の中でのM-Testの実際を教えてください．

医師が鍼灸に関することを学ぶには，鍼灸学校に通うか鍼灸の先生に弟子入りしなければ，まったく教わる機会がありません．また，教わる環境が整っても，プロフェッショナルな鍼灸師が行うように鍼治療を習得するのは簡単なことではありません．

M-Testは整形外科やリハビリテーション科が行う，関節可動域の評価の延長線上にあり，医師にも理解しやすく，症状が改善するかどうかの判定も迅速で，効果がある場合の患者の満足度が高いと思います．

漢方治療の腹診とも共通しますが，患者の身体を触れて，症状の有無を判断し，治療効果を判定するので，患者とのコミュニケーションがとりやすくなると感じます．

Q4　漢方薬との併用は？

　鍼治療では，患者は鍼治療後に痛みが楽になったり，血流が改善するように感じます．
　しかし痛みの原因となった冷え，外傷（骨関節障害，打撲，捻挫等），内臓障害，老化などは残ったままで，生活習慣（生活動作やスポーツ動作による負荷）は変わることがありません．そのためにまた，同じような痛みが再発します．
　冷えの原因は様々で，原因が明らかになれば，それに対する治療が必要ですが，身体を冷やさないようにする生活指導とともに漢方薬によって身体を温める治療は有効です．

Q5　初診の患者さんにM-Testをどう説明したら良いのですか？

　体に張り巡らされているネットワークである経絡に，体の関節を動かすことで負荷をかけて異常のある経絡（治療すべき経絡）を判定します．
　治療は異常のある経絡（治療すべき経絡）上で最も効果がある，ツボ（経穴）もしくは経絡に対して行います．

Q6　M-Testの副作用に関する注意点があれば教えてください．

　治療には針長0.6 mmないし0.3 mmの円皮鍼（パイオネックス，セイリン社製）やマイクロコーン（ソマセプト・ソマレゾン，東洋レヂン社製）を使用しますが，皮膚に固定するための絆創膏で皮疹を引き起こすことがあるので，かゆみが出た場合は速やかに除去する必要があります．

Q7　治療の際には座位でも臥位でもかまわないのでしょうか？

　M-Testの評価を完全に行うためには，立位，臥位，腹臥位での評価が必要ですが，ベッドから起き上がれない場合，車椅子から移動できない場合は，臥位や座位のみで評価して患者さんの無理のない姿勢で治療を行います．

Q8　患者さんが痛みと違和感の違いや，左右差がはっきり分からない場合は？

　可動域の差で評価することもありますが，左右差がはっきりしない場合は，両側に治療を行うこともあります．

Q9　器質的に障害がある場合はM-Testは使えないのですか？

　器質的な問題があっても治療は可能です．
　ただし，器質的な障害がひどい場合は効果の持続が短いか，効果が弱い可能性があります．

Q10　M-Testの結果から，セルフケア指導に応用できることはないでしょうか？

　ストレッチ指導やマッサージを行うことで症状の軽減が期待できます．

Q11 M-Testの治療を見学希望です．近隣で治療をされている先生をご紹介いただけますか？

　臨床の実際を広く知っていただくため，また地域医療に貢献できるように，ケア・ワークモデル研究会では可能な限りお近くの先生をご紹介させていただこうと考えています．ケア・ワークモデル研究会事務局にて調整しますのでご連絡ください．

4. 資格認定制度

Q1 資格認定制度などありますか？

　M-Testには資格認定制度があり，講習会受講者で所定の規定を満たした方にはケア・ワークモデル研究会から「認定証」を発行しています．

　初級では受講された方を対象に「受講証」を発行します．中級以上の講習会では臨床における筆記試験を行い「中級認定」，「上級認定」，「インストラクター認定」を行っています．

　認定制度は，M-Test実践者を育成し，その学術や資質を向上させることを目的としています．認定を受けた方は，学術や資質の向上に努め，一般の人々がセルフメディケーションの方法として用いることができるよう普及活動を推進していただきます．また，上級認定者には入門コースを，インストラクター認定者には入門コースから初級コースの講師として活躍していただきます．詳細はケア・ワークモデル研究会公式ホームページを御覧ください．

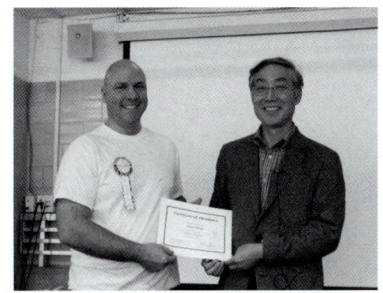

図付-3　受講証を受け取る参加者
(アメリカ，シアトル，2010)

Q2 なぜ資格認定制度があるのですか？

　10年以上の月日を経て，経絡テストからM-Testへ移行し，これからも進化する可能性のある生きた手法であるのがM-Testです．これまでの手法を整理し，さらにシンプルに，より分かりやすくなるよう配慮してM-Test講習会を構成しています．受講されたみなさんが最終的に同じスキルを同じレベルで実践し，誰が行っても同じ再現性の高い治療を提供できるようにして欲しい．術者の技術の質を一定に保つ，品質を管理する，これが患者のためだけではなく，鍼治療を本当の意味で医療に普及させるための近道だと考えています．そのために，ケア・ワークモデル研究会では，一方通行の情報を流すだけの講習会ではなく，双方向で情報を共有するようにしています．認定者の技術の質が一定に保たれるように有効期間を定めて認定し，更新時には研修やレポート提出などで技術の質を再確認して認定をする．そのことで，より最新の方法を認定者は把握してM-Testの治療を患者に提供できるようになります．

5. 国内・海外事情と今後の活動

Q1　海外事情を教えてください．

　2008年に出版された，著書『スポーツ鍼灸ハンドブック』[7]の英訳本『Sports Acupuncture —the meridian test and its applications—』[9]を皮切りに，アメリカ，サンディエゴで開催された学会に招聘されてワークショップと講習会を行いました．その後は，2年続けてヨーロッパにも招聘され，イタリア，ポーランド，サウジアラビアなどでも講習を行いました．2010年には，アメリカ，シアトルにて3日間の単独講習会を開催した実績があります．

　これまでに，ドイツ，アメリカ，韓国，イギリス，ブラジル，アルゼンチン，イタリア，ブルガリア，トルコ，カナダなどから，希望者が来日して治療の見学やM-Testを学んでいます．また，年々問い合わせ件数も増えており，オーストラリア，フランス，オランダ，ドイツなどからも『Sports Acupuncture』を読んだ感想や質問などが寄せられています．要望が多いことから，新たな英訳出版や講習会の開催などが検討されており，さらなる世界的広がりに期待しています．

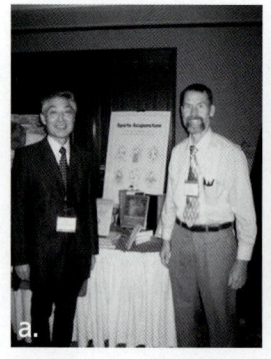

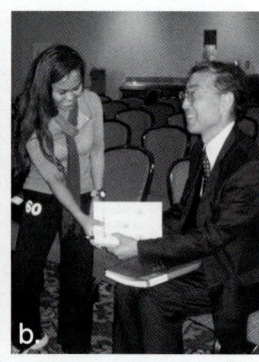

図付-4　『Sports Acupuncture』出版　翻訳者ブラウン氏とDr. 向野(a)，サインを求める購入者(b)

Q2　海外ではどんな方がM-Testを学んでいますか？

　鍼治療は，それぞれの国や州の医療資格事情により様々です（フランスやイタリアなどでは鍼治療は医師しか行えない）．主にM-Testを学んで実践しているのは鍼灸を扱う医療従事者ですが，M-Testでは皮膚を傷つけない刺激ツール（マイクロコーンなど）を用いることもできるし，その方法論を応用してストレッチや他の道具（キネシオテープなど）を用いることもできるので，理学療法士，カイロプラクティックドクター，ナチュロパス，マッサージセラピスト，医師など，様々な医療者，医療従事者，トレーナーなどがM-Testを学んでいます．

Q3　海外でのM-Test講習会の様子を教えてください．

　方法論が整理されており，わかりやすくシンプルなM-Testは海外では特に人気です．これまでに開催された講習会では，3日間（合計18時間）の集中プログラムによって，日本の講習規定に従って入門，初級，中級の講習が行われました（通訳の関係で日本より講習時間が長くなる）．講義と実技で構成され，実技の際はマッサージテーブルが用意され，3～4名が1グループになりM-Testの動作所見から治療までを行いました．実技は，講師1名，通訳1名，アシスタント2～3名で60名前後の受講者を巡回して動きのアドバイスを行い，

また質問に答えるなど対応するため，全員に対応できるだろうか，希薄な講習になるのではと実施前は懸念されました．しかし，参加者がとても積極的で，ケア・ワークモデル研究会のわれわれも驚くような鋭い質問が飛び交い，活発で大変興味深い講習会となりました．また，前日の復習として宿題を出したことは好評で，答え合わせの際にはわれ先にと手が挙がり，ディスカッションが始まったのは開催者としては喜びでありました．

講習会後のアンケート調査では，参加者全員からまた参加したいとの回答をいただき，講習会全体の評価は Excellent 76.7％，Very Good 18.6％と参加者によい評価をいただきました．

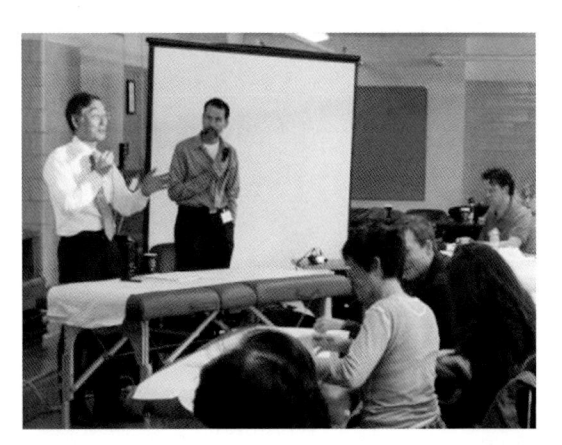

図付-5　海外セミナー　レクチャーする向野先生（アメリカ，シアトル，2010）

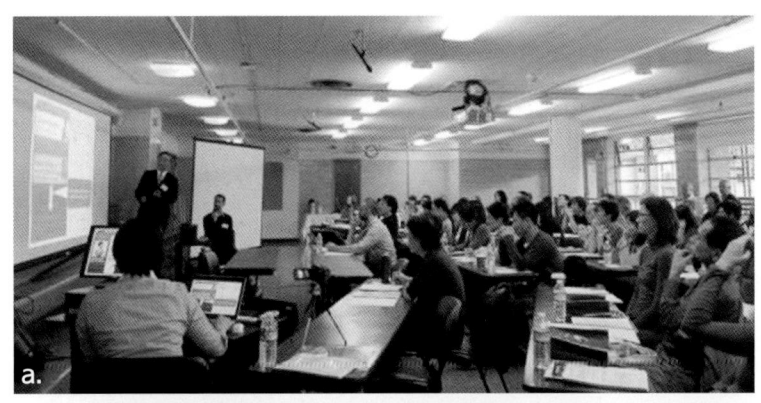

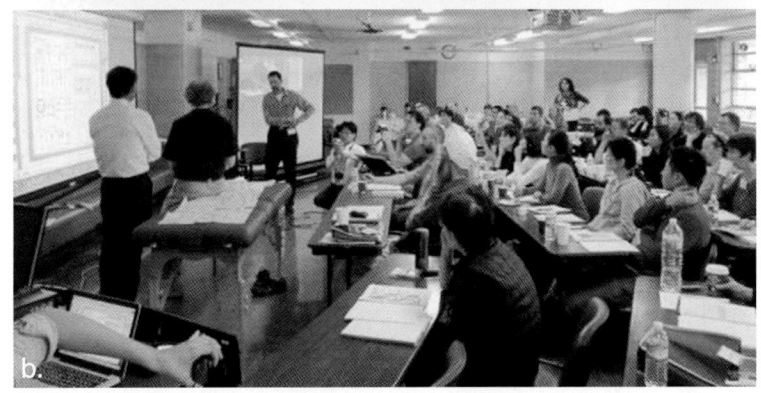

図付-6　海外セミナー　真剣に聴講する参加者（アメリカ，シアトル，2010）

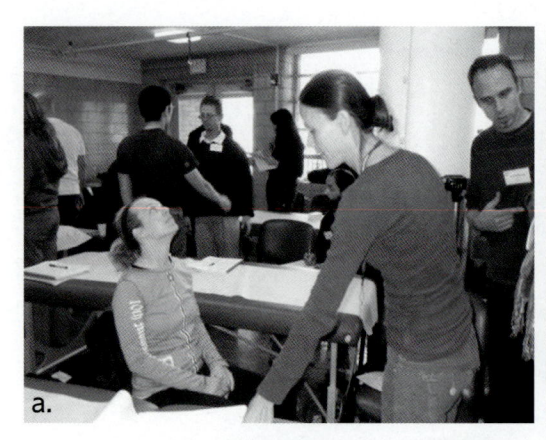

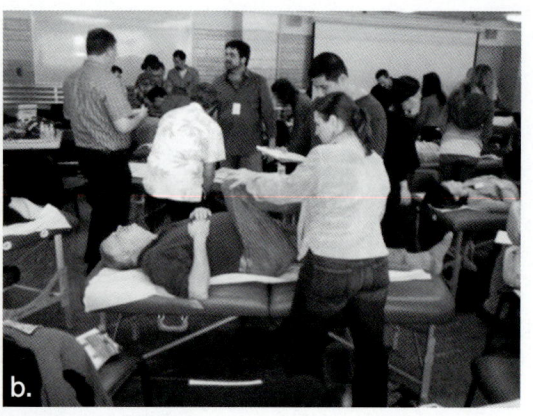

図付-7　海外のセミナー　実技を行う参加者（アメリカ，シアトル，2010）

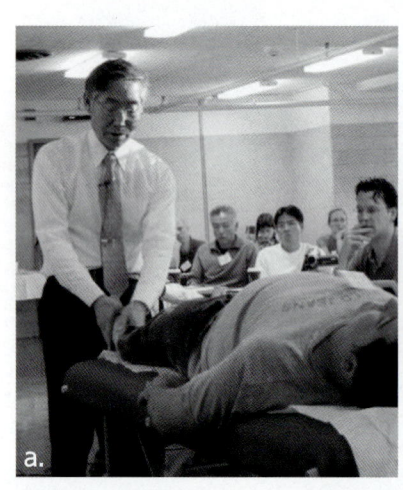

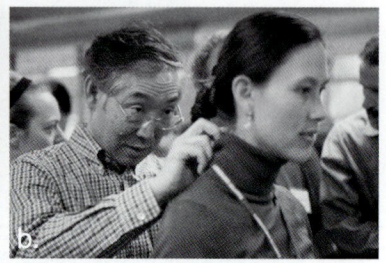

図付-8　海外のセミナー　実演を行うDr.向野（アメリカ，シアトル，2010）

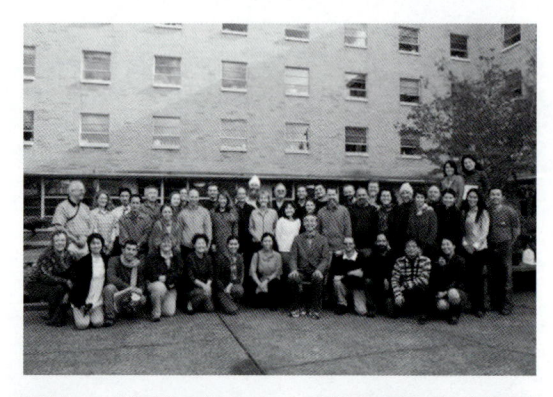

図付-9　海外のセミナー　参加者と記念撮影（アメリカ，シアトル，2010）

Q4　国内事情を教えてください．

　2011年9月現在，ケア・ワークモデル研究会主催の講習会は，初級コース13回，中級コース10回，その他団体講習や耳鍼セミナーなどが開催され，多くの方が受講しており，北海道から沖縄まで各地の現場で実践いただいています．また，多くの学会で講演やワークショップを行い，医療関係者を中心に興味を持っていただいています．

M-Test が用いられているのは，人工透析，緩和ケア，不定愁訴，疼痛コントロールなどが多く，内科，産婦人科，精神科，整形外科，耳鼻科，脳外科，外科，麻酔科など，様々な部門からコンサルトがあります．

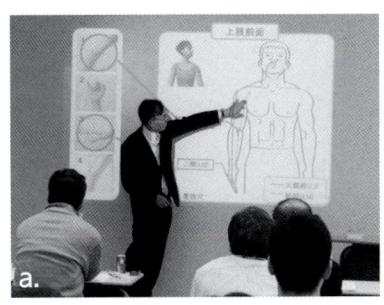

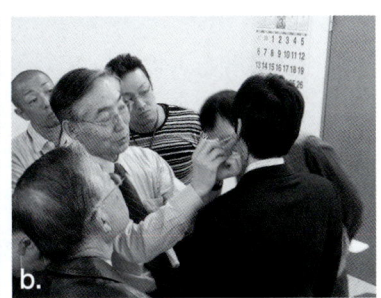

図付-10　国内の講演会（初級コース，耳鍼セミナー，大阪，2010）

Q5　今後の予定（将来展望）を教えてください．

a. 国内
　講習会の開催と受講者のスキルアップを図り，より多くの方に M-Test を学んでいただける機会を提供していきます．また，症例ごとのディスカッションもできるようにし，M-Test を学ぶ方々のスキルアップを図っていきたいと考えています．さらに，福岡大学医学部で実践中の，「患者との手を使ったコミュニケーション」としての M-Test を医学教育の中に取り入れられるように努力していきたいと考えています．

b. 海外
　講習会および講演会などを通じて多くの方に M-Test を知っていただき，学ぶ機会を提供します．また，要望の多い英語版の書籍を出版予定です．さらに今後は，現地で M-Test を紹介できる人材を増やして啓蒙活動を行う予定です．

6. その他

Q1　M-Test を考案したのはなぜですか？

　西洋医学は，EBM に基づいた明確なスタンダードがあるので品質管理がなされており，医療者で情報を共有することができ理解しやすく受け入れられやすくなっています．しかし鍼治療は，中医学的診断や日本式の経絡治療，また韓国式などいくつもの理論手法が存在し，さらに手技には術者の個性が深く反映される仕組みになっています．そのため，名人といわれる人は生まれますが，品質を管理することが困難で，誰が行っても同じ再現性の高い治療をすることは難しいのが現状です．毎年増えている新たな鍼灸師たちにとって，これらの技術を習得するためには時間と労力がかかり，また東洋医学に親しんでいない医療者にとっては，東洋医学の複雑な治療法はなかなか理解することは困難です．

　そこで，明確かつシンプル，そしてスタンダードな治療が医療現場においても提供できな

いかを長年探し求めてきました．M-Test に託したのは，動きの分析が西洋医学と東洋医学の共通の言語となり，21世紀に向けて鍼治療を十分に取り入れた新たな医療が始まってほしいとの向野の長年の夢によるものです．

Q2　M-Test に関する研究はありますか？

企業内労働者を対象にした鍼治療の研究や，スポーツ選手を対象にした研究などがあります．

特に興味深いのは，「企業内労働者における運動器症状への鍼治療の効果と 医療費との関連性に関する検討」[10] です．企業内労働者における運動器症状への経絡テストを用いた鍼治療の効果と，医療費とに関連性があるかを，鉄材の移動，組立，溶接作業などの動作を繰り返し行う肉体労働職を主体とした有痛者117名を対象として検討しました．8週間の治療で，痛みが半減した者は頚肩部痛で83％，腰痛で77％，膝痛で88％に達しました．心理検査（POMS）では，緊張，抑うつ，怒り，疲労，情緒混乱のスコアが有意に減少しました．鍼治療期には運動器疾患の受診は半減し，その健康保険医療費は約1/3となりました．終了後も医療費減少は持続し，経絡テストを用いた鍼治療は，健康づくりならびに医療費削減に有用と考えられました．また，この実験から腰痛群を抜き出して比較した研究[11] も興味深いものとなりました．

Q3　近くでM-Testの治療ができる人を探しています．紹介してもらえますか？

福岡大学病院のほか，各地の医療機関や治療所で活躍する治療者がいます．現在は特に紹介などはしていませんが，今後，ホームページで公開するよう検討しています．ケア・ワークモデル研究会事務局にご相談ください．

Q4　M-Test はどのような分野で活用できますか？

医療機関，鍼灸院，整骨院，訪問看護，プロスポーツ，その他での治療として，また，セルフケアや地方自治体における住民の健康管理や介護予防などにも応用可能であり，応用できる領域はとても幅広いと期待されています．

（松本美由季・山下なぎさ・本田達朗・沢崎健太・久保田正樹）

索 引

欧文

ADL……………………………2, 61
A-交感神経反射…………………64
Aブロック…………………………46
BL…………………………………26
BMI…………………………………65
Bブロック…………………………47
C-交感神経反射…………………64
Cブロック…………………………48
Dブロック…………………………49
EBM………………………………2, 5
Evidence Based Medicine……2, 5
Eブロック……………………50, 51
GB…………………………………34
GB34………………………………69
HT…………………………………22
IP関節………………………………9
ISO9001……………………………3
KI…………………………………28
LI…………………………………16
LR…………………………………36
LU……………………………10, 14
M1（頚後屈）……………………46
M1-A（頚回旋）…………………46
M2（頚前屈）……………………47
M3（頚側屈）…………………47, 48
M4（肩関節伸展）………………46
M5（肘関節回内）………………46
M6（肩関節屈曲）………………47
M7（肘関節回外）………………47
M8（肩関節水平屈曲）………47, 48
M9（肘関節屈曲）……………47, 48
M10（肩関節水平伸展）……47, 48
M11（肘関節伸展）…………47, 48
M12（手関節尺屈）………………46
M13（手関節橈屈）………………48
M14（手関節掌屈）………………48
M15（手関節背屈）………………48
M16（股関節伸展）………………49

M17（膝関節屈曲）………………49
M18（股関節屈曲）………………50
M19（股関節屈曲：膝屈曲）…50
M20（股関節外旋）………………51
M21（股関節内転）………………51
M22（股関節外転）………………51
M23（足関節底屈）………………49
M24（足関節背屈）………………50
M25（足関節内反）………………51
M26（足関節外反）………………51
M27（体幹後屈）…………………49
M28（体幹前屈）…………………50
M29（体幹側屈）…………………51
M30（体幹捻転）…………………51
MMT………………………………65
Motion-induced Somatic
　　Response Test………………1
M-Test所見用紙…………………83
M-Testの7原則…………………60
M-Testのブロック…………………8
Mukaino Method……………………1
Narrative Based Medicine………5
NBM…………………………………5
Patient-centered care……………5
PC…………………………………30
PDCA………………………………94
PIP関節……………………………9
POMSテスト………………………61
Pyonex……………………………3
QOL……………………………5, 61
Quality of Life……………………5
Roles………………………………77
SI…………………………………24
SNS………………………………90
Somacept…………………………3
Somareson…………………………3
SP…………………………………20
ST…………………………………18
TE…………………………………32
The Meridian Test…………………1
WHO…………………………………8

World Health Organization……8

数字

30動作6ブロック…………………43
4種類の反応………………………53
6ブロック……………………43, 84

あ

足の厥陰肝経…………………8, 36
足の少陰腎経…………………8, 28
足の少陽胆経…………………8, 34
足の太陰脾経…………………8, 20
足の太陽膀胱経………………8, 26
足の陽明胃経…………………8, 18
圧痛点……………………………54
あん摩指圧マッサージ…………63

い

易感染性……………………………4
痛み………………………………53
異病同治…………………………41
医療………………………………61
違和感……………………………53
インストラクター養成……………91
陰陽交叉…………………………58

う

雲門………………………………10

え

エビデンス…………………………2
円皮鍼…………………………3, 59

お

瘀血	79
オスグット病	77

か

解渓	18, 36
介護	61
解剖学的姿位	43
解剖学的タバコ窩	16
肩関節痛	73
肩痛	70, 76
禾髎	10
間欠性跛行	79
看護	61
患者中心の医療	5
環跳	10
漢方	40, 63

き

基本24穴	54, 84
基本原則	60
基本動作30項目	45
客観的指標	61
きゅう	63
虚	11
侠渓	34
侠白	10
曲泉	36
曲池	16
魚際	10
気をつけ	43
近位指節関節	9
筋骨格系	62
金鍼	4
筋パルス	78

く

組み合わせ穴	58
クリニカルパス	5

け

ケア・ワークモデル	2
ケア・ワークモデル研究会	63, 88
経渠	10
経穴	1
——の組み合わせ	86
迎香	10
桂枝茯苓丸	79
経脈	7
経絡	1
経絡・経穴	7
経絡テスト	1
厥陰	8

こ

子	11
行間	36
抗凝固剤	4
後渓	24
孔最	10
講習会	91
叩打痛	58
後面	43
五行	11, 12
五行穴	12, 85
骨度法	9
コメディカル	64
コンディショニング	62

さ

臍傍瘀血	79
産業衛生	61

し

至陰	26
二間	16
施行手順	52
指節間関節	9
実	11
自動運動	53
瀉	11
尺沢	10, 14
芍薬甘草湯	79
尺貫法	9
ジャンパー膝	77
主観的指標	61
出血傾向	4
少陰	8
消炎鎮痛剤	67
小海	24
商丘	20, 36
少商	10
少衝	22
小腹不仁	79
少陽	8
触診	89
植皮	65
所見用紙	43
鍼灸師	1
身体動作テスト	1
神門	22

す

水溝	10
スコア	52
スコア化	53
ストレッチ	66
ストレッチボード	66
ストレッチング	69
スポーツ	61

せ

生活の質	5
セルフケア	5, 69
セルフマッサージ	66
セルフメディケーション	2, 5
前面	43

そ

相剋	12
相生	11
臓腑	8
ソーシャル・ネットワーキング・サービス	90
束骨	26
側面	43
ソマセプト	3, 63
ソマレゾン	3, 63

た

ターゲットモーション ……… 67
太陰 …………………………… 8
太淵 …………………………10, 14
体幹中心軸 …………………… 58
大筋群 ………………………… 58
体性－心臓交感神経反射 …… 64
大都 …………………………… 20
大宝律令 ……………………… 10
太陽 …………………………… 8
大陵 …………………………30, 70
他動運動 ……………………… 53
だるさ ………………………… 53

ち

中渚 …………………………32, 70
中衝 …………………………10, 30, 70
中府 …………………………… 10

つ

つっぱり感 …………………… 53

て

低侵襲 ………………………… 59
テーラーメイド ……………… 2
手の厥陰心包経 ……………8, 30
手の少陰心経 ………………8, 22
手の少陽三焦経 ……………8, 32
手の太陰肺経 ………………8, 14
手の太陽小腸経 ……………8, 24
手の陽明大腸経 ……………8, 16
電気刺激 ……………………… 4
天井 …………………………32, 70
天府 …………………………… 10
殿部痛 ………………………… 79

と

湯液 …………………………… 79
東京都健康長寿医療センター
　研究所 ……………………… 63

透析施設 ……………………… 3
同病異治 ……………………… 40
トレーナー …………………… 62
ドロップアームサイン ……… 70

な

難経 …………………………… 11

に

日常生活動作 ………………… 2

の

脳血管障害後遺症 …………… 61

は

パイオネックス ………3, 65, 70
母 ……………………………… 11
パフォーマンス ……………… 62
はり …………………………… 63
鍼治療 ………………………… 1
鍼通電療法 …………………… 78
鍼博士 ………………………… 10
鍼麻酔 ………………………… 4

ひ

微小突起 ……………………… 3
皮膚刺激ツール ……………… 59
皮膚は考える ………………… 4

ふ

負荷（チェック） …………… 53
復溜 …………………………… 28
プラセボ ……………………… 4
ブラッシュアップ講座 ……… 91
フローチャート ……………… 58

へ

ベストプラクティス ………… 3
ベンチプレス ………………70, 71

ほ

補 ……………………………… 11
望診 …………………………… 89
歩行困難 ……………………… 65

ま

マイクロコーン ……………3, 59
埋没鍼 ………………………… 4
馬王堆漢墓 …………………… 7
麻酔下ラット ………………… 63

ゆ

湧泉 …………………………… 28

よ

陽性動作 ……………………… 58
腰痛 …………………………… 67
腰痛発症 ……………………… 67
陽輔 …………………………… 34
陽明 …………………………… 8
陽陵泉 ………………………… 69

り

リラクゼーション …………… 62

れ

厲兌 …………………………… 18
列欠 …………………………… 10

ろ

労宮 …………………………… 10
ロキソニン錠 ………………… 67
ロキソニンパップ …………… 67
六十九難 ……………………… 11

索引　105

【監修者略歴】

向野 義人
むかい の よし と

1947年	福岡県に生まれる
1971年	九州大学医学部卒業
1977年	医学博士
1982年	福岡大学病院第2内科講師
1989年	福岡大学体育学部（1997年よりスポーツ科学部）教授
	福岡大学病院第2内科兼務（東洋医学外来担当）
1990年	福岡大学大学院スポーツ健康研究科スポーツ医学専攻修士課程指導教授
2004年	福岡大学大学院スポーツ健康研究科博士課程指導教授
2006年	福岡大学病院東洋医学診療部初代診療部長（2012年3月まで）
2017年	福岡大学名誉教授

図解　M-Test　　　　　　　　　　　　　　　ISBN978-4-263-24278-0

2012年3月20日　第1版第1刷発行
2018年3月10日　第1版第2刷発行

監　修　向　野　義　人
発行者　白　石　泰　夫
発行所　医歯薬出版株式会社

〒113-8612　東京都文京区本駒込1-7-10
TEL.（03）5395-7641（編集）・7616（販売）
FAX.（03）5395-7624（編集）・8563（販売）
https://www.ishiyaku.co.jp/
郵便振替番号　00190-5-13816

乱丁，落丁の際はお取り替えいたします　　印刷・木元省美堂／製本・皆川製本所
Ⓒ Ishiyaku Publishers, Inc., 2012. Printed in Japan

本書の複製権・翻訳権・翻案権・上映権・譲渡権・貸与権・公衆送信権（送信可能化権を含む）・口述権は，医歯薬出版㈱が保有します．
本書を無断で複製する行為（コピー，スキャン，デジタルデータ化など）は，「私的使用のための複製」などの著作権法上の限られた例外を除き禁じられています．また私的使用に該当する場合であっても，請負業者等の第三者に依頼し上記の行為を行うことは違法となります．
JCOPY ＜㈳出版者著作権管理機構　委託出版物＞
本書をコピーやスキャン等により複製される場合は，そのつど事前に㈳出版者著作権管理機構（電話 03-3513-6969，FAX 03-3513-6979，e-mail : info@jcopy.or.jp）の許諾を得てください．

好評の『経絡テスト』『経絡テストによる診断と鍼治療』の内容を
さらに進化させた全面リニューアル版！

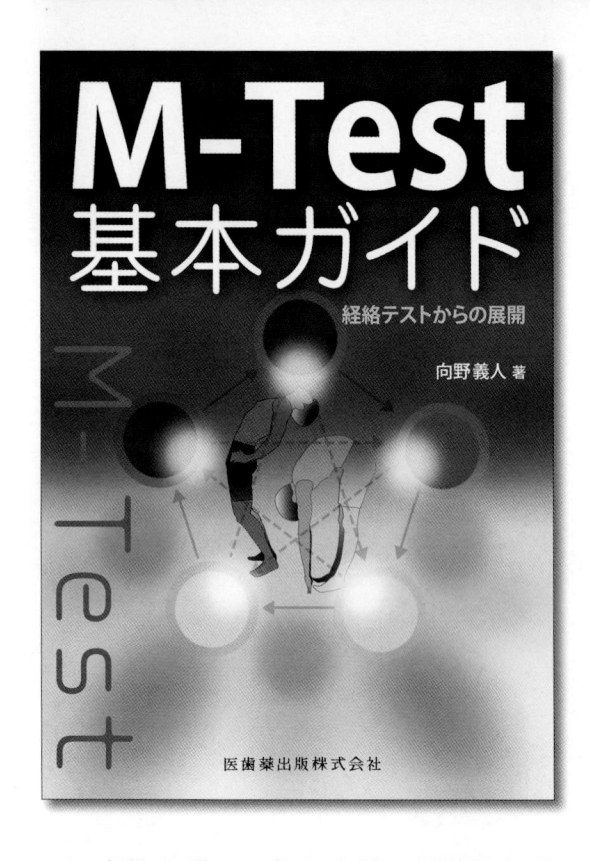

M-Test 基本ガイド
経絡テストからの展開

向野 義人 著

◆ B5判　120頁　定価（本体 3,400 円+税）
ISBN978-4-263-24075-5

- 身体の動きに伴う症状を経絡の視点で評価し，治療を組み立てる，M-Test（経絡テスト）の最新版．M-Testの診断と治療の概略から臨床応用までを幅広く網羅．
- 簡単に実施でき，運動器疾患はもちろん，さまざまな疾患・病態に応用可能．
- M-Testの入門編である姉妹本『図解 M-Test』と併読すれば，さらに理解が深まる！

CONTENTS

第1部　M-Test概説
1. M-Testとは
2. 診断と治療の概略
3. M-Testの特徴

第2部　M-Testの基礎
1. 症状と身体の動き
2. 動きの分析に経絡概念の応用
3. 経絡に沿った動きの制限
4. 身体の動きと経絡
5. 身体の動きと経穴
6. 経絡・経穴ネットワークと身体の動き

第3部　M-Testの臨床
1. M-Test診断を構成する要因
2. 診断と治療の大原則
3. 診断と治療の実際

Decision Tree
参照文献
五行を用いた治療で用いられる経穴

医歯薬出版株式会社
〒113-8612 東京都文京区本駒込1-7-10　TEL.03-5395-7610　FAX.03-5395-7611　https://www.ishiyaku.co.jp/

● 動作と負荷からみた経絡診断治療を標準化した画期的な成書!

■ 向野義人
Gerald Kölblinger
陳 勇 著

経絡テスト

■ B5判 132頁 定価（本体3,000円＋税）
ISBN978-4-263-24135-6

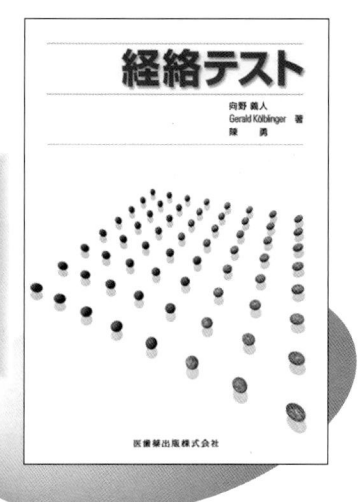

主な特徴

- 著者が内科ならびにスポーツ医学の臨床医として，長年の診療に応用している鍼灸治療経験に基づいて確立した経絡診断（テスト）の方法論を，図版を多用してわかりやすく解説した画期的な治療手技の解説書．
- 痛みなどを誘発したり増悪させる動きの分析から，治療すべき経絡を的確・迅速に判断し，治療が引き起こす病態の変化を把握したり，効果判定の指標にも有用な経絡テストに関する実践のすべてを懇切に説明．
- 動きの負荷に対する反応を分類することで，中医学理論からみた病態診断を解説．中医学理論に基づく鍼灸治療に加え，経絡テストによる漢方処方へのアプローチも理解できる．

本書の目次

症状と動きと経絡 症状にかかわる動きの要因 症状と動きの制限 動きの制限は多関節・多軸 動きの分析に経絡概念の応用 経絡の動きの制限 動きを制限する要因 症状と動きの負荷 動きの制限と負荷に対する反応 伸展制限の重要性 屈曲制限および中心軸の動きの制限
経絡分布の特徴と動きとの関連 経絡の分類と動きとの関係 正経と奇経 同名経 陰経と陽経および表裏経 中心軸 その他の特徴 指趾分布 経絡をつなぐ順序
経絡テスト 経絡の動きの負荷 前面の経絡と動きの負荷 後面の経絡と動きの負荷 側面の経絡と動きの負荷 代表的な関節の動きと経絡 頚部 肩 肘 手首 腰部 股および膝 足首 **経絡テスト施行手順 負荷に対する反応と治療部位選択** 治癒経絡選択 治癒部位選択 ホログラフィとの関連 経穴選択と効果の確認 経絡テスト7原則
経絡テストの運用 肩痛 伸展で起こる肩痛 屈曲で起こる肩痛 水平内転で起こる肩痛 水平外転で起こる肩痛 **腰痛** 後屈で起こる腰痛 前屈で起こる腰痛 側屈で起こる腰痛（その1） 側屈で起こる腰痛（その2）
症例 症状が出現した機序を推定できる症例 内臓病変による症状と動きの制限が連動している症例
経絡テストと中医学診断 経絡テストと中医学理論との関連 虚実の判断 負荷で誘発される症状と虚実 経絡の虚実と経絡テストの特徴 取穴原則と補瀉 負荷法と取穴部位 経絡の虚実と経穴 肺大腸経 脾胃経 心小腸経 腎膀胱経 三焦経 心包経 胆経 肝経 **症例（中医学的解釈）** 症状の誘発ないし憎悪が一つの経絡に限局した症例 陽性所見が上下肢の同名経に及ぶ症例 陽性所見が複数面の経絡に及ぶ症例
治療に用いる刺激方法と効果判定 刺激方法 皮膚表面への刺激 皮内・皮下への刺激 生理食塩水皮内注射法 治療効果の判定
参考資料 経絡テストで頻用する77の経穴

● 弊社の全出版物の情報はホームページでご覧いただけます．https://www.ishiyaku.co.jp/

医歯薬出版株式会社／〒113-8612 東京都文京区本駒込1-7-10／TEL.03-5395-7610 FAX.03-5395-7611

経絡テストによる診断と鍼治療

◆向野義人 著
◆B5判 2色刷 112頁 定価(本体3,000円＋税)
　ISBN978-4-263-24148-6

●本書の特徴

- 本書は動作と負荷からみた経絡テストによる診断治療を標準化した好評書『経絡テスト』の続編である．
- 主として病態診断と臨床応用について，複数の経絡面（経絡群は身体の全面にそれぞれ二経絡，同様に後面に二経絡，側面に二経絡の六種類の経絡が分布）の動きの相互関連から解説．
- 人の動きのトータルとしての異常が，個々の経絡の異常所見の組み合わせにあることから，難経69難の考え方を応用すれば，経絡異常の組み合わせを簡単に判断でき，その経穴選択法を用いた治療が可能である．
- 経穴選択法は10通りに集約できる．しかも動きに対する効果という視点から観察していけば再現性にすぐれていることが判明．つまり，複数面における面の動きの相互関係を論じて難経69難で展開される治療体系を構成する仕組みを解説した．

●主要目次

第1章　経絡と動き　人の動きの分析と治療　経絡と分類　四肢における経絡と動き　経絡と体幹の動き　動きと五行

第2章　経穴と動き　経穴とその分布の特徴　五要穴　五行穴　井栄兪経合　華佗夾脊穴

第3章　経絡・経穴と動き　表裏経と動き　同名経と動き　表裏経・同名経・中心軸（奇経）と動き

第4章　経絡テストと異常反応　経絡テスト　異常反応と治療原則

第5章　五行システムと動き　動きのなかの五行　五行論に基づく経穴選択　Meridian Test Decision Tree　症例の分析法

第6章　まとめ
五行を用いた治療で用いられる経穴　前面の経穴　後面の経穴　側面の経穴　前面の自性穴　後面の自性穴　側面の自性穴

医歯薬出版株式会社　〒113-8612 東京都文京区本駒込1-7-10　TEL03-5395-7610　FAX03-5395-7611　https://www.ishiyaku.co.jp/